Dr. Claudia Mainau

IN BALANCE
TROTZ KREBS

Heilsame Lebensrezepte
aus Ost und West

Inhalt

Hauptspeisen 72

Beilagen 103

Desserts und Getränke 108

Mein Lebensmotto

Wenn dich etwas stört, ändere es.
Wenn es sich nicht ändern lässt, akzeptiere es
und lerne, damit umzugehen.

So oder ähnlich lautet ein Spruch, der als Lebensmotto sehr gut zu mir passt. Ich habe noch einen weiteren Punkt hinzugefügt: *Wenn dir schon etwas Schreckliches in deinem Leben passieren muss, dann schau, dass du davon in irgendeiner Form profitierst und dass du das, was du dadurch gewonnen hast, auch an andere weitergeben kannst.*

Tatsächlich ist es mir bei jeder meiner bisherigen Lebenskrisen gelungen, wichtige Erkenntnisse zu gewinnen, Veränderungen zu erzielen, die sonst in der Form nie geschehen wären, und mich weiterzuentwickeln.

Bei meiner ersten Erkrankung, der akuten myeloischen Leukämie, im Alter von 39 Jahren, erkannte ich, dass mein Dasein zwar ein endliches ist, ich aber sehr viel aushalten kann. So hatte ich auch in den durchaus kritischen Situationen der Krankheit immer das Gefühl „Das geht sich aus. Das ist eine Herausforderung, die nehme ich an. Ich schaffe das. Es ist noch nicht die Zeit zum Sterben, es gibt noch zu viel, was ich gerne erleben möchte." Und so war es dann auch.

Als die Krankheit vier Jahre danach zurückkam, wurde mir klar, dass ich die erwarteten Strapazen der Chemotherapie nur dann gut überstehen konnte, wenn es mir gelang, im Hier und Jetzt zu bleiben, anstatt mir den gegenwärtigen Moment zu zerstören – mit Phantasien darüber, was mir alles passieren könnte. Und ich spürte, dass ich meine

Erkenntnisse an andere Menschen weitergeben möchte, die in ähnlichen Situationen sind. So schrieb ich mein erstes Buch über Yoga für Menschen mit Krebs, richtete in unserer Praxis gemeinsam mit meinem Mann die Yogagruppen „Zurück ins Leben" ein und begann, Menschen mit Krebserkrankungen komplementärmedizinisch zu begleiten.

Meine dritte Erkrankung – Brustkrebs – ereilte mich vor nicht allzu langer Zeit und war, verglichen mit meinen Vorerkrankungen, ja fast schon eine Lappalie. Trotzdem fragte ich mich, was mit mir nicht in Ordnung sei, und musste feststellen, dass ich zwar subtil, aber doch, auf mehreren Ebenen ziemlich aus dem Gleichgewicht geraten war.

Wie es mir gelungen ist, meine Balance so gut wieder herzustellen, dass ich mich heute gesünder und energiegeladener fühle als je zuvor, verrate ich Ihnen auf den folgenden Seiten.

Gewidmet ist dieses Buch allen Menschen, die gegen Krebs kämpfen, und meinem Mann Lutz Mossbauer, ohne dessen bedingungslosen Beistand ich vermutlich irgendwann versucht gewesen wäre, aufzugeben.

Alles Liebe!

Claudia Mainau

Kapitel 1

Die normalste Sache der Welt

Kaum ein anderer medizinischer Begriff ist so emotional besetzt wie das Wort Krebs. Es löst Angst aus, fühlt sich bedrohlich und absolut an, schicksalhaft. Kann es sein, dass jeder Mensch bösartige Zellen in seinem Körper hat und dennoch nicht alle an Krebs erkranken?

Durch das Mikroskop betrachtet, ist der Mensch ein riesig großer Zellhaufen. Wenn man den Schätzungen glauben darf – denn nachgezählt hat es wohl noch niemand –, besteht unser Organismus aus etwa 100 Billionen Zellen. Anders ausgedrückt ist das eine Zahl mit 14 Nullen.

Wir bestehen also aus unvorstellbar vielen Zellen und keine einzige davon bleibt uns ein ganzes Leben lang erhalten. Denn in jeder Sekunde gehen an die 50 Millionen Zellen des Körpers verloren, werden verbraucht, abgestoßen oder sterben ab. Diese abhandengekommenen Zellen werden durch neue ersetzt. Der menschliche Organismus ist eine sehr leistungsstarke Zellproduktionsmaschinerie, die rund um die Uhr mit Reparatur- und Regenerationsarbeiten beschäftigt ist, damit alles reibungslos läuft. Dies funktioniert im Großen und Ganzen recht gut, wenn man bedenkt, was bei einer Massenproduktion dieser Größenordnung alles passieren könnte.

Tatsächlich geht aber immer wieder etwas daneben, und je nachdem, wie umfangreich der Schaden ist, kommt es in der Folge zu Defekten, die sich als Alterungs- oder Krankheitsprozesse bemerkbar machen und im schlimmsten Fall sogar zum Tode führen können. Damit sich der Schaden in Grenzen hält, sind verschiedenste raffinierte Kontroll- und Überwachungsmechanismen im Einsatz, die Alarm schlagen und Gegenmaßnahmen einleiten können. Doch leider sind diese nicht immer erfolgreich.

Das Böse ist immer und überall

In der Vorstellung der meisten Menschen ist Krebs so etwas wie ein absoluter Zustand: „Krebs bekommt man und dann stirbt man vielleicht sogar daran, oder man bekommt ihn eben nicht. Das ist so wie Schwangerschaft, entweder – oder." Aber so ist es ganz und gar nicht. Im Gegenteil, jeder Mensch hat zu jeder Zeit seines Lebens mehr oder weniger missratene Zellen in seinem Körper, die Vorstufen von Krebszellen oder bereits bösartig sind.

Es wird von ein- bis mehreren tausend solcher Zellen gesprochen, was in Anbetracht der insgesamt 100 Billionen Zellen des Organismus so lange keine Rolle spielt, als dass sich aus diesen Zellen lediglich winzig kleine Mikrotumore bilden und das Geschehen in einem begrenzten Rahmen bleibt.

Die meisten Tumore bleiben unentdeckt

Bei der pathologischen Untersuchung von Verstorbenen finden sich denn auch mit sehr hoher Wahrscheinlichkeit Tumore, die weder zu Lebzeiten der Betroffenen diagnostiziert worden noch die Ursache für deren Ableben waren. Dabei gilt: je höher das Alter, desto höher die Wahrscheinlichkeit. So liegt bei über 90-jährigen Männern die Häufigkeit von Prostatakarzinomen sogar bei 100 Prozent. Auch Mikrotumore der Schilddrüse sind sehr oft zu finden, wenn der Pathologe danach sucht.

Es gibt also guten Grund dafür, Krebs nicht als die Ausnahme, sondern als Normalität zu betrachten und sich zu fragen, was man tun kann, um diese zu jeder Zeit in jedem Menschen vorhandenen entarteten Zellen mit ihrem zerstörerischen Potenzial in Schach zu halten. Darauf haben uns große epidemiologische Untersuchungen wertvolle Hinweise geliefert. Die Auswertungen von Erkrankungszahlen in unterschiedlichen Regionen der Erde haben ergeben, dass Menschen mit recht ähnlicher genetischer Ausstattung recht ähnliche Krebsrisiken aufweisen. So kommt zum Beispiel Brustkrebs bei Japanerinnen sehr viel seltener vor als bei Amerikanerinnen. Das haben die Wissenschaftler so lange auf die Gene zurückgeführt, bis andere Untersuchungen einen, wie man inzwischen weiß, wesentlich mächtigeren

Risikofaktor entlarvten, nämlich den Lebensstil. Um bei den Japanerinnen zu bleiben: Hier konnte aufgezeigt werden, dass ihr Risiko für Brustkrebs gleich hoch ansteigt wie das von Amerikanerinnen, wenn sie in den USA leben und sich westlich ernähren.

Das Geheimnis ist die Balance, Lifestyle ist der Schlüssel

Es folgten eine ganze Reihe von wissenschaftlichen Studien zum Thema Ernährung, Lebensstil und Krebs, weitere sind geplant. Doch längst sind nicht alle offenen Fragen zu dieser sehr weitreichenden Thematik beantwortet, zumal sich die Unterstützung für Forschungsprojekte zum Thema gesunde Ernährung im Vergleich zur pharmakologischen Forschung eben doch sehr in Grenzen hält. Aber es werden laufend fantastische Studien publiziert, welche die krebshemmende Wirkung von Lebensmitteln aufzeigen und klarmachen, dass unsere Ernährung einen wesentlichen Einfluss darauf haben kann, ob wir an Krebs erkranken oder nicht und wie die Krankheit verläuft.

Eine Erfahrung, die fast alle an Krebs Erkrankten teilen, ist das Gefühl, aus dem Gleichgewicht gekommen zu sein – und zwar auf einer sehr grundlegenden Ebene. Wenn man sich die vielen winzigen Mikrotumore und entarteten Zellen vor Augen hält, die jede und jeder von uns in sich trägt, ohne zwangsläufig an Krebs zu erkranken, dann ist an diesem Gefühl mit Sicherheit etwas dran und eine umfassende, ganzheitliche Balance scheint mehr als nur erstrebenswert, sondern sogar lebenswichtig.

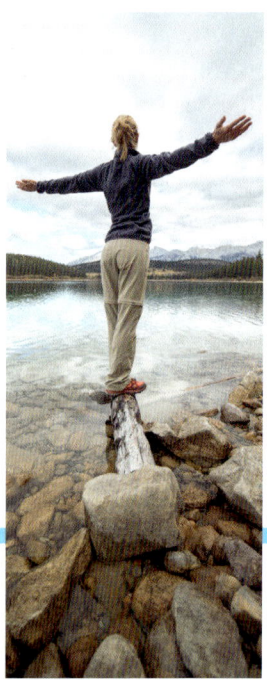

Wir haben die Wahl, was wir essen und wie wir unser Leben leben.

Nützen wir diese Chance, um uns vor Krebs zu schützen!

Was genau ist Krebs?

Die Ursache für Krebs liegt zumeist im Innersten der Zelle, in ihrer DNA. Denn in jeder Zelle unseres Körpers befinden sich Gene für die Entstehung einer Krebszelle, sogenannte Onkogene. Nur werden diese normalerweise nicht aktiviert. Falls doch, werden andere Gene mobilisiert, um sie in Schach zu halten, die Tumorsuppressorgene.

Solche Schäden an der DNA können durch toxische Substanzen verursacht werden, sogenannte Karzinogene in Nahrung oder Umwelt, Strahlung – sowohl UV-Strahlung (Hautkrebs) als auch radioaktive Strahlung, durch bestimmte Viren (z. B. HPV - Humanes Papilloma Virus, das zu Gebärmutterhalskrebs führen kann), aber auch durch körpereigene Hormone (wie bei bestimmten Formen des Brust- oder Prostatakrebses). Karzinogene, welche die Struktur der DNA verändern können, werden genotoxisch genannt. Andere, die das nicht können, fördern dafür das Tumorwachstum und werden als Promotoren bezeichnet.

Begünstigt wird die Entstehung von Krebs zum einen durch ungesunden Lebensstil – falsche Ernährung, Bewegungsmangel, Rauchen – und zum anderen durch familiäre Belastung, also genetische Defekte.

Was unterscheidet die Krebszelle von der gesunden?

Krebszellen unterscheiden sich von gesunden Zellen, indem sie sich unkontrolliert teilen, vermehren und vergrößern. Denn sie wachsen, ohne dass sie dafür einen Auslöser brauchen. Und sie reagieren auch nicht auf andere Signale, die sie daran hindern könnten. Daher haben sie ein unbegrenztes Wachstumspotenzial.

Während normalerweise eine Zelle, die nicht in Ordnung ist, unter anderem dadurch unschädlich gemacht wird, indem ein Selbstzerstörungsprogramm aktiviert wird, welches als sogenanntes Apoptose-Gen fix in die Erbsubstanz, die DNA jeder Zelle eingebaut ist, hat die Krebszelle keinen programmierten Zelltod in Form von Apoptose.

Krebszellen haben darüber hinaus die Fähigkeit, die Bildung neuer Blutgefäße anzuregen, was in normalem Narbengewebe beispielsweise nicht möglich ist.

Die gefährlichste ihrer Eigenschaften ist allerdings, dass sie in anderes Gewebe hineinwachsen, in die Ferne auswandern und Tochtergeschwülste (Metastasen) bilden können.

Einem ungeheuer effizienten Netzwerk an Regulations- und Reparaturmechanismen in unserem Organismus ist es zu verdanken, dass nicht jede missratene Zelle im Körper automatisch zu einer Krebserkrankung führt. Die Wissenschaft ist sich darin einig, dass es in jedem Fall von tatsächlichem Krebs mindestens zwei, drei oder mehrere genetische Veränderungen in der Tumorzelle geben muss, damit sie sich der Kontrolle entziehen kann. Genau hier setzt die Ernährung an als Chance, sich gegen die Entstehung, Ausbreitung oder Rückkehr von Krebs wirksam zu schützen.

Chronische Entzündung –
Silent Inflammation und oxidativer Stress

Entzündungen sind eine natürliche Reaktion des Organismus auf Infektionen und Verletzungen und wichtiger Teil des Heilungsprozesses. Aber zu viele und vor allem dauerhafte Entzündungen sind ungesund und schädigen Zellen auf der genetischen Ebene, wodurch das Risiko für Krebs und andere chronische Erkrankungen steigt. Silent Inflammation hat sich als Bezeichnung dafür durchgesetzt, dass diese Entzündungen selten klinisch manifest werden, sich weder in erhöhten Entzündungswerten bei der Blutuntersuchung noch in Form handfester Symptome wie Rötung, Schwellung, Schmerzen oder Fieber festmachen lassen, also still verlaufen. Diese Form der dauerhaften Belastung für das Immunsystem führt über vermehrte Oxidation und Freisetzung von freien Radikalen zu einer Situation, die den Körper stresst und daher oxidativer Stress genannt wird.

Oxidation und freie Radikale sind zwar nicht von vornherein böse, sondern unter anderem wichtige Elemente der Energiegewinnung in den Mitochondrien unserer Zellen. Auch bei der Immunabwehr helfen freie Radikale mit, indem sie Krankheitserreger zerstören. Wenn ihre Konzentration im Gewebe allerdings zu hoch wird, weil der natürliche Ausgleich durch Antioxidantien fehlt, dann nehmen sie überhand und die natürliche Balance des Stoffwechsels in den Zellen gerät in Gefahr.

Auslöser für oxidativen Stress können sein:

- Stress
- Rauchen
- Alkohol- und Drogenmissbrauch
- Medikamente wie Antibiotika, Zytostatika oder Hormonpräparate
- Smog, Autoabgase, Luftverschmutzung
- Strahlenbelastung (UV-, Röntgenstrahlen etc.)
- Umweltgifte
- Übergewicht

Übergewicht als Risikofaktor für Krebs

Weil Fettzellen im Gegensatz zu anderen Zellen permanent Entzündungsbotenstoffe, sogenannte Zytokine, produzieren und freisetzen, ist das Immunsystem von übergewichtigen Menschen einem höheren oxidativen Stress ausgesetzt, eine Silent Inflammation kann die Folge sein, das Krebsrisiko steigt. Die Internationale Krebsforschungsagentur bestätigte in ihrem Bericht von 2016, dass Adipositas (starkes Übergewicht) zu tiefgreifenden Veränderungen in Stoffwechsel und Hormonhaushalt führt, die das sensible Zusammenspiel von Sexualhormonen, Insulin und diversen Zytokinen empfindlich stören. Außerdem wurde festgestellt, dass ein direkter Zusammenhang zwischen dem Ausmaß des Übergewichts und der Erhöhung des Risikos für bestimmte Krebsarten besteht, was für Darmkrebs, postmenopausalen Brustkrebs, Magen-, Leber-, Gallenblasen-, Bauchspeicheldrüsen- und Nierenkrebs sowie eine häufige Form von Speiseröhrenkrebs (Adenokarzinom des Ösophagus) eindeutig bestätigt werden konnte. Für Letztgenanntes ist das Risiko bei einem BMI über 40 auf das beinahe Fünffache erhöht. In den USA, so schätzt man, sind jährlich 117.000 Krebserkrankungen auf exzessives Übergewicht zurückzuführen.

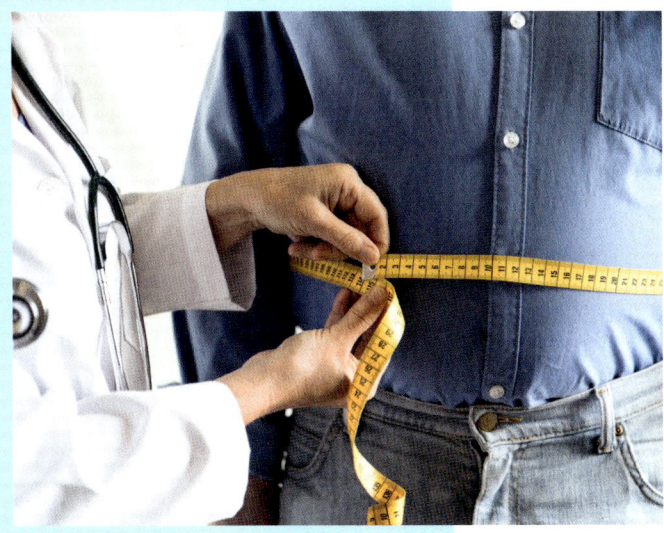

Kapitel 2

Wie kann Ernährung gegen Krebs schützen?

Unumstritten ist, dass falsche Ernährung Krebs verursachen kann. Aber kann man sich umgekehrt davor schützen, indem man das Richtige isst und das Falsche weglässt? Und wenn ja, was ist dann richtig oder falsch?

Ob Ernährung tatsächlich vor Krebs schützen kann? Auf kaum eine andere Frage gibt es so unterschiedliche Antworten. Sie reichen von „Sicher nicht" über „Vielleicht" bis „Hundertprozentig", je nachdem, ob Sie einen Onkologen, einen Betroffenen oder einen Wundermittel-Verkäufer fragen. Und doch ist, wie so oft im Leben, die einzig richtige Antwort: „Es kommt darauf an", weil es inzwischen ja fast so viele theoretische Ansätze und Modelle für die Ernährung wie unterschiedliche Krebsarten gibt.

Das Interesse an wirksamer Prävention kommt nicht von ungefähr. Eine Statistik des National Cancer Institutes sagte schon 2007 vorher, dass in den USA einer von zwei Männern und eine von drei Frauen im Laufe ihres Lebens von Krebs betroffen sein werden und sich die Zahl der neu diagnostizierten Fälle bis 2050 verdoppeln würde. In Österreich erkranken laut Statistik Austria jedes Jahr etwa 40.000 Menschen an Krebs. Das Thema Krebs ist also keine Randerscheinung, sondern eine sehr reelle Bedrohung für jeden Einzelnen.

Aus diesem Blickwinkel verwundert es nicht, wie rasant sich das Interesse am Thema Ernährung gegen Krebs entwickelt hat. Dabei waren sich noch vor 20 Jahren Wissenschaftler und Ärzte großteils einig darin, Krebs als genetischen Schicksalsschlag zu betrachten, der sich nur durch hammerharte Therapie besiegen lässt und auch nicht verhindert werden kann. Daran hat sich bis heute in den Köpfen vieler kaum etwas geändert, obwohl das American Institute for Cancer Research schon 1997 deutlich gemacht hat, dass durch gesunde Ernährung, Bewegung und Vermeiden von Übergewicht die Zahl der Krebsfälle um 30 bis 40 Prozent reduziert werden könnte.

So können Sie Ihr Krebsrisiko reduzieren:

1. Direkt vermeiden: keine karzinogenen, also krebsauslösenden Substanzen zu sich nehmen.
2. Indirekt vermeiden: den Bedingungen entgegenwirken, unter denen sich Krebs besonders gut entwickeln kann (Übergewicht, Bewegungsmangel etc.), also an der persönlichen Lebensweise arbeiten.
3. Direkt bekämpfen: Nahrungsmittel mit Anti-Krebs-Wirkung zu sich nehmen.

Auf der Grundlage dieser tatsächlich bahnbrechenden Erkenntnisse veröffentlichte Michael S. Donaldson 2004 eine wissenschaftliche Untersuchung aller wichtigen, bis dahin erschienenen Studien zum Thema Ernährung und Krebs und formulierte daraus Empfehlungen, die im Großen und Ganzen heute so noch gelten und auch laufend durch neuere Studien bestätigt werden. Gesunde Ernährung mit reichlich Gemüse, Obst, Vollkorngetreide und Hülsenfrüchten und wenig bzw. ohne (vor allem verarbeitetes und rotes) Fleisch kann vor Krebs schützen, trägt zu einer guten Versorgung mit natürlichen Vitaminen, Mineralstoffen bei und versorgt den Körper mit den gegen Krebs wirksamen sekundären Pflanzenstoffen, auf die in der Folge noch detailliert eingegangen wird. Das Erfolgsgeheimnis gesunder Ernährung gegen Krebs ist unter anderem ihr positiver Einfluss auf den Stoffwechsel, der die Gefahr von Zellschäden reduziert und günstige Bedingungen für Reparaturen auf der Zellebene schafft.

Die No-Go-Liste der Ernährung

Diese Nahrungsmittel sollten Sie streichen,
wenn Sie Krebs vermeiden wollen

1. Fleisch
Siehe dazu Infobox Seite 32.

2. Alkohol
Die Entstehung von Rachen-, Kehlkopf- und Speiseröhrenkrebs wird vor allem durch den Genuss von hochprozentigem
Alkohol begünstigt. Eine zusätzliche Risikoerhöhung stellt
gleichzeitiges Rauchen dar. Langjähriger Alkoholkonsum
schädigt die Leber und kann vom Stadium einer Fettleber
über die Zirrhose zum Leberkrebs führen. Auch das Risiko für
Darmkrebs und Brustkrebs erhöht sich durch Alkohol. Letzteres, weil Alkohol den Östrogenspiegel erhöhen kann. Laut
den Empfehlungen der American Cancer Society sind für
Männer zwei Gläser und für Frauen ein Glas Alkohol pro Tag
die Obergrenze (1 Glas = 125 ml Wein oder 0,33 l Bier).

3. Sehr heiße Getränke
Laut einer aktuellen Studie verdoppelt sich die Wahrscheinlichkeit, an Speiseröhrenkrebs zu erkranken, wenn man täglich größere Mengen von Tee mit über 65 Grad trinkt.

4. Nicht-Bio-Lebensmittel
Sowohl in der konventionellen Landwirtschaft als auch in
der Nahrungsmittelindustrie wird nicht vor dem Einsatz to-
xischer und krebserregender Stoffe zurückgeschreckt. Ob
es nun Reste von sogenannten Pflanzenschutzmitteln auf
Obst und Gemüse sind, Medikamente und Schwermetalle
in Zuchtfischen oder Fleisch (siehe Seite 32), besser ist es

allemal, möglichst naturnah zu konsumieren. Natürlich gibt es auch im Bio-Business schwarze Schafe. Aber ist das ein Grund, es nicht trotzdem konsequent zu versuchen?

5. Industrielle Nahrungsmittelzusätze

Dazu gehören Konservierungsmittel, Stabilisatoren, Geschmacksverstärker, künstliche Aromen und Farbstoffe. Wenn sie vom Organismus aufgenommen werden, können sie freie Radikale bilden und somit den oxidativen Stress erhöhen, einige Substanzen sind sogar als toxisch und direkt krebsauslösend klassifiziert, z. B. Natriumbenzoat E 211. Am besten sollten Sie alles meiden, was Inhaltsstoffe mit unaussprechlichen Namen oder E-Nummern enthält!
Vorsicht ist übrigens auch bei Backwaren aus dem Supermarkt geboten! Diese enthalten Enzyme, die den Backvorgang verkürzen und das Gebäck fluffiger und länger haltbar machen. Da sie als technologische Hilfsmittel eingestuft werden, müssen sie auch nicht deklariert werden. Über ihre Auswirkungen auf unsere Gesundheit ist nichts bekannt.

6. Stärkehaltige Lebensmittel, hoch erhitzt

Kartoffelchips und Pommes frites enthalten die größten Mengen an Acrylamid, einer Substanz, die beim Erhitzen stärkereicher Lebensmittel schon ab 120 Grad entsteht und die laut einer Risikobewertung der Europäischen Lebensmittelbehörde nachgewiesenermaßen krebserregend ist. Je höher die Temperaturen, desto mehr Acrylamid ist enthalten, das gilt auch für Brot, Kekse oder Kaffee – und Tabakrauch. Die Empfehlung lautet daher: Stärkehaltige Lebensmittel sollten am besten bei Temperaturen bis maximal 170 Grad und möglichst kurzer Garzeit zubereitet werden. Aus diesen Gründen ist es auch ratsam, nicht zu rauchen.

Was ich persönlich von Ernährungsempfehlungen halte – oder warum die Ernährungspyramide ein Auslaufmodell ist

Als Teenager war ich ein bisschen pummelig, und das hat mich durchaus gestört. Als ich dann in die Ganztagsschule ging, bekam ich von zu Hause Essensgeld mit, das ich aber lieber für schicke Klamotten ausgab als für Nahrung, so habe ich weniger gegessen und der Babyspeck verschwand. Meine Ernährungsgewohnheiten haben sich geändert, als ich die Liebe zum Kochen entdeckte, und mit der Selbstversorgung kam auch die Wunschfigur, die Sensibilität für Fettpölsterchen blieb allerdings.

Über die Jahre habe ich aufmerksam verfolgt, was sich so an Ernährungstrends und Wunderdiäten auftat und aus Interesse auch das ein oder andere selbst ausprobiert. In meiner Ausbildung zur Ernährungsmedizinerin wurde ich dann auf die Ernährungspyramide vereidigt, aber meine inzwischen fast krankhafte Skepsis gegenüber Diäten fand endgültig Bestätigung, als ich einem Vortrag über die historische Entwicklung der Ernährungsempfehlungen für Diabetiker lauschen durfte. Es war unglaublich, worüber da berichtet wurde! Egal ob Kohlehydrate, Fett oder Eiweiß, alles wurde irgendwann gänzlich verboten und ein andermal ausschließlich erlaubt. Nicht zu fassen, dass hinter all den Dogmen ja auch immer eine seriöse wissenschaftliche Theorie stand, die erklärte, warum es nur so und nicht anders richtig sei – bis sie von der nächsten komplett widerlegt wurde.

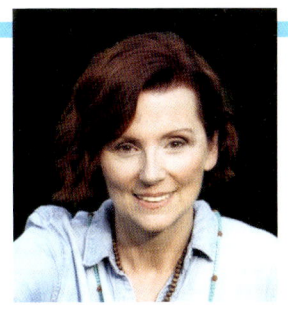

Bei den Diäten zum Abnehmen ist das nicht viel anders. Da gab es in grauer Vorzeit die Kartoffel-Diät und heute mit Low Carb das genaue Gegenteil. Fett war des Teufels und um jede Kalorie wurde gefeilscht, heute befiehlt die ketogene Ernährung genau das Konträre. Irgendwann hieß es, es käme nur auf die richtige Kombination der Nährstoffe an. Oder es wurden Pulver aus der Chemiefabrik für Shakes gehypt. Es war sprichwörtlich alles schon mal da und erinnert an die Modebranche mit ihren wechselnden Trends.

Etwas weniger turbulent geht es zwar beim Thema gesunde Ernährung zu, dennoch ist die bereits mehrfach zitierte Ernährungspyramide auch schon mit dem Biomüll entsorgt worden. Neuere Erkenntnisse, so hieß es, hätten eine Modifikation erfordert. Schön und gut, aber ist es nicht ein bisschen eigenartig, was da passiert? Sehen wir uns doch die Menschen in unserer Umgebung an. Wie unterschiedlich sie sind und sich ernähren. Da gibt es den einen, der immer Hunger hat, essen kann, so viel er will, und doch nie zunimmt. Und die andere, die ein Stück Torte nur ansieht und schon spannt der Hosenbund. Wir sind nicht alle gleich. Selbst unter den übergewichtigen Menschen gibt es unterschiedliche Typen. Und doch sind die Empfehlungen immer uniform, passen daher für den einen gut, den anderen gar nicht.

Ein Kritikpunkt, den sich auch diverse Ernährungsprogramme gegen Krebs gefallen lassen müssen, denn noch viel unterschiedlicher als die Menschen selbst sind ihre Krebszellen.

Als Ärztin kann ich Betroffenen nur den Rat geben, sich die strengen Ernährungsanweisungen, mit denen sie unter Umständen konfrontiert sind, nicht zu sehr zu Herzen zu nehmen und ihren eigenen Weg zu finden.

Vitamine, Mineral- und Ballaststoffe

Dass Obst und Gemüse gesund sind, ist nun nicht gerade eine Entdeckung der jüngsten Zeit, doch war diese Erkenntnis über die Jahre in Vergessenheit geraten. Zwar galt die Notwendigkeit von Vitaminen, Mineral- und Ballaststoffen für die Gesundheit die längste Zeit über als unumstritten, aber damit allein ist es noch nicht getan. Heute empfiehlt jeder Ernährungsexperte, der etwas auf sich hält, natürliche Nährstoffquellen statt Kapseln und Pülverchen, weil die Inhaltsstoffe der Früchte des Gartens so viel reichhaltiger sind als jedes Nahrungsergänzungsmittel und in dieser, ihrer natürlichen Form, auch um einiges besser vom Körper aufgenommen werden können. Das soll nicht heißen, dass Vitaminsupplementierung gänzlich abzulehnen ist. Sie hat sich aber nach dem individuellen Bedarf zu richten und sollte nicht aufs Geratewohl eingenommen werden.

Krebskiller aus der Natur

Er war blitzgescheit, erfolgreich, wirklich gut aussehend und starb mit 50 Jahren an einem Gehirntumor, der 19 Jahre zuvor diagnostiziert worden war. Wäre David Servan-Schreiber nicht selbst Arzt und Forscher mit unbändigem Lebenswillen gewesen, hätte er seinen als besonders aggressiv geltenden Tumor maximal um einige Monate überlebt. Er erkannte die mächtige Wirkung von gesunder Lebensweise, insbesondere der Ernährung, lebte diese eindrucksvoll vor und brachte sie einer breiteren Öffentlichkeit näher.

Obwohl viele, wahrscheinlich sogar die meisten Ärzte auch heute noch der Meinung sind, dass Ernährung keine vorbeugende oder gar heilende Wirkung bei Krebserkrankungen hat, sind doch seither viele Bücher und wissenschaftliche Publikationen veröffentlicht worden, die uns eines Besseren belehren. Dies wäre ohne David Servan-Schreiber vielleicht nicht in diesem Ausmaß geschehen. Dabei ist es ein Grundbedürfnis der meisten Menschen, sich vor Krebs zu schützen, selbst etwas dagegen zu tun und Ernährung eigentlich der naheliegendste Zugang dazu. Immer mehr Menschen erkennen die Zusammenhänge, dass Krebserkrankungen etwas mit unseren Lebensbedingungen und unserem Lebensstil zu tun haben, und daraus erwächst das Bedürfnis, sich mit natürlichen Mitteln davor zu schützen.

Unter den essenziellen, also für unseren Körper unbedingt notwendigen Vitaminen hat Vitamin D eine Sonderstellung, weil wir es nicht über die Nahrung aufnehmen, sondern in unserer Haut bilden, wenn wir UV-Strahlung ausgesetzt sind. Tatsache ist aber leider, dass die wenigsten Menschen in unseren Breiten ausreichend viel Vitamin D produzieren, weil entweder zu wenig Sonnenlicht auf ihre Haut einwirkt oder – und das ist die häufigere Ursache – weil sie nicht mit genügend von den dafür notwendigen Enzymen ausgestattet sind, und das ist ein genetisches Problem. Weil Vitamin D jedoch wichtig für unsere Knochen und das Immunsystem ist, sollte es bei einem nachgewiesenen Mangel supplementiert werden. Es gibt aber noch einen wichtigen Grund, der für die Einnahme spricht: Es konnte nämlich auch eine positive Wirkung von Vitamin D auf das Risiko für Darm-, Prostata-, Brust- oder Bauchspeicheldrüsenkrebs nachgewiesen werden.

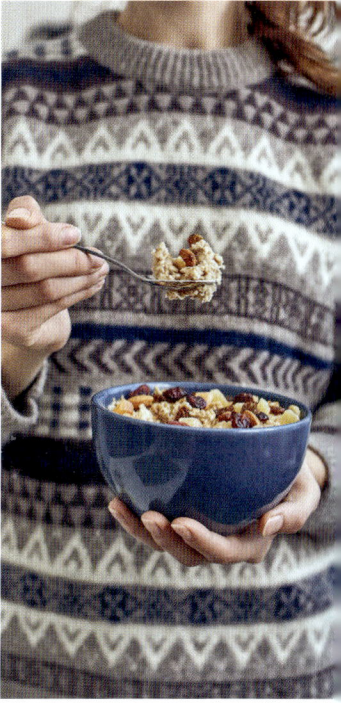

Mineralstoffe und Spurenelemente gelten allgemein als gesundheitsfördernd und sind seit jeher ein lukratives Feld für Nahrungsergänzungsmittelhersteller. In Bezug auf Krebs ist ihre positive Wirkung zwar teilweise relativ gut untersucht, die Ergebnisse sind allerdings wenig überzeugend. Mit einer Ausnahme: So wurde nämlich festgestellt, dass Krebspatienten mit nachgewiesenem Selenmangel sich durch die Einnahme von Selen allgemein besser fühlen, weniger Schmerzen und einen günstigeren Krankheitsverlauf haben. Der reichliche Genuss von Weizenkeimen, Pistazien, Sojabohnen, Steinpilzen und Reis mit ihrem hohen natürlichen Selengehalt ist also sicherlich kein Nachteil.

Eine der ersten Antworten auf die Frage nach gesunder Ernährung lautet nicht selten „Vollkorn", und es ist allgemein bekannt, wie wichtig Ballaststoffe für eine gute Verdauung sind. Dass ein hoher Anteil an pflanzlichen Faserstoffen aber auch das Risiko für Darm- und Magenkrebs senkt, ist ein weiterer Grund dafür, auf ballaststoffreiche Nahrung zu achten.

Die gesundheitsfördernden Eigenschaften von Vitaminen, Ballaststoffen und Spurenelementen sind natürlich schon seit Langem bekannt und werden in ihrer Wirksamkeit dennoch weithin unterschätzt. Aber sie sind es nicht allein, die

Obst und Gemüse zu gesunden Nahrungsmitteln machen. Immer öfter machen pflanzliche bioaktive Inhaltsstoffe von sich reden, die auf faszinierende Weise in menschliche Stoffwechselprozesse eingreifen und nachweislich gegen Krebs wirksam sind, die sogenannten *sekundären Pflanzenstoffe*.

Die 5 ballaststoffreichsten Nahrungsmittel:

1. Weizenkleie – 45,1%

2. Leinsamen – 38,6%

3. Chiasamen – 34,4%

4. Kokosraspeln – 24%

5. Weiße Bohnen – 23,2%

Sekundäre Pflanzenstoffe – oder wie buntes Essen gegen Krebs schützt

An apple a day keeps the doctor away, sagt man in den USA. Dass sekundäre Pflanzenstoffe tatsächlich eine Rolle beim Kampf gegen den Krebs spielen könnten, zeigen immer mehr vielversprechende Forschungsergebnisse.

Was haben Kurkuma, Brokkoli und Rotwein gemeinsam? Sie alle enthalten chemische Verbindungen, die gegen Krebs wirksam sind. Weil diese Stoffe keine primäre Funktion für die Pflanze haben, also nicht überlebensnotwendig sind, sondern zum Beispiel als Schutz gegen Stress, Hitze, Kälte oder Fressfeinde dienen oder für Farbe, Geschmack und Aroma einer Pflanze da sind, werden sie *sekundäre Pflanzenstoffe (SPS)* genannt. Im englischen Sprachraum sind sie als „phytochemicals" vielleicht etwas griffiger beschrieben.

Mit der pflanzlichen Nahrung werden sie – meist in sehr geringen Dosierungen – vom Körper aufgenommen und entfalten dort ihre biologische Wirkung. Anders als Vitamine und Mineralstoffe werden SPS jedoch nicht als essenziell eingestuft, das heißt, die Ernährungswissenschaftler gehen – noch – davon aus, dass unser Körper sie nicht unbedingt fürs Überleben braucht, so wie das auch bei den Pflanzen der Fall ist. Ihre positiven Wirkungen beruhen teilweise auf Mechanismen, die man früher ausschließlich von Arzneimitteln kannte, und sind großteils noch nicht einmal im Ansatz erforscht.

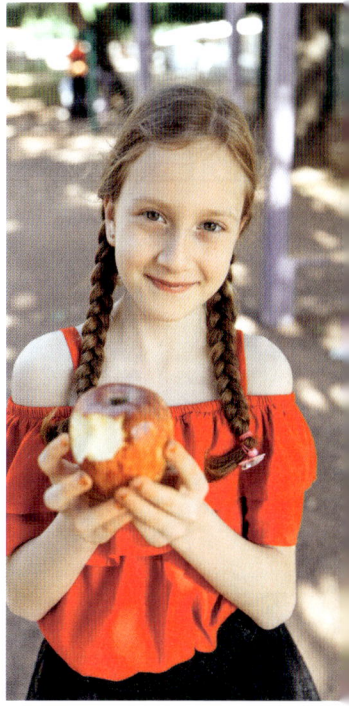

Zurzeit sind rund 30.000 sekundäre Pflanzenwirkstoffe bekannt, insgesamt gibt es davon wohl mehrere Hunderttausend. So verwundert es kaum, dass in jüngster Zeit oft Lebensmittel mit besonders hohem Gehalt an SPS in den Rang des Superfood gehypt werden, weil sie den Organismus entscheidend in der Abwehr gegen freie Radikale unterstützen. Diese reaktiven Sauerstoffverbindungen oxidieren nämlich Nährstoffe wie Fette und Proteine und verursachen so oxidativen Stress. Dies bildet wiederum die Grundlage für verschiedenste Krankheiten. Am gefährlichsten sind hier Schäden, die an der DNA, der Trägerin unserer Erbinformation, entstehen und in weiterer Folge zu Mutationen führen, die Krebs verursachen können, wenn sie nicht rechtzeitig repariert werden.

Wenn Sie sich als Kind auch immer anhören mussten, Sie sollten mehr Obst essen, weil das so gesund ist, dann war das also keine Binsenweisheit, sondern stellt sich immer mehr als wahr heraus. Und das hat weitreichende Folgen. Welche Bedeutung SPS für die Gesundheit und vor allem für den Schutz vor Krebs haben könnten, kann man daran ermessen, dass die Zahl an aussagekräftigen medizinischen Studien zu diesem Thema in den letzten Jahren stark angestiegen ist. Bis sich das im allgemeinen öffentlichen Bewusstsein (inklusive Ärzteschaft) flächendeckend durchgesetzt hat, wird es wohl noch etwas dauern. Das muss aber für Sie persönlich keine

Rolle spielen. Denn egal, ob man an die Wirkung der SPS glaubt oder nicht, dass pflanzliche Nahrungsmittel förderlich für das Wohlbefinden sind, ist eine Erfahrung, die auf der persönlichen Ebene fast allen Menschen zugänglich ist.

Chemisch betrachtet sind die sekundären Pflanzenstoffe eine bunt gemischte Gruppe von Substanzen mit sehr unterschiedlichen Zusammensetzungen und Strukturen. Doch trotz so synthetisch klingender Bezeichnungen wie Polyphenol, Alkaloid, Carotinoid und Stickstoffverbindungen handelt es sich doch um ganz und gar natürliche pflanzliche Inhaltsstoffe, die meist umso höher konzentriert in den Pflanzen vorkommen, je naturnaher sie angebaut werden. Ein weiteres Argument für Biogemüse und -obst also.

Sekundäre Pflanzenstoffe schützen uns vor Karzinogenen, also krebserregenden Stoffen, die wir aus der Umwelt und der Nahrung aufnehmen, indem sie unser Immunsystem mit antioxidativ wirksamen Enzymen bewaffnen sowie DNA-Reparaturmechanismen in Gang setzen und verstärken. Sie nehmen Einfluss auf die Zellteilung und auf blockierte Signalwege, die bei Tumorentwicklung und -wachstum eine Rolle spielen. Und sie haben direkte hemmende Wirkungen auf die fundamentalen Vorgänge von Krebsprogression (Verschlechterung) und Metastasierung (Streuung). So überrascht es auch nicht, dass so ehrwürdige Institutionen wie der World Cancer Research Fund auf diesen Zusammenhang in einem regelmäßig aktualisierten Report auf das reduzierte Risiko für Krebserkrankungen und Rückfälle hinweisen, das durch den häufigen Genuss von Nahrung mit reichlich SPS gefördert wird.

Interessant ist die Tatsache, dass SPS ihre optimale Wirksamkeit in ihrer natürlichen Erscheinungsform entfalten, nämlich als Teil einer Pflanze und gemeinsam mit allen ihren anderen Wirkstoffen. Findige Köpfe haben sich schon längst gedacht, man könnte sich doch die heilenden Qualitäten dieser Wirkstoffe zunutze machen und ihren Effekt noch verstärken, indem man sie isoliert und hochdosiert verabreicht. Das hat sich allerdings nicht in jedem Fall als vorteilhaft erwiesen, wie beispielsweise beim Beta-Carotin, welches man in einer Studie Rauchern hochdosiert und isoliert zur Lungenkrebsprävention verabreichte. Das Gegenteil war der Fall, es traten mehr Fälle von Lungenkrebs auf. Anlass für diese Studie waren Untersuchungen, die auf einen Zusammenhang zwischen karotinoidreicher Kost und geringerer Krebsrate hinwiesen, doch diese konnte durch die Verabreichung einer einzelnen Substanz nicht reproduziert werden. Heute geht man davon aus, dass es auf das Zusammenspiel der Wirkstoffe in der pflanzlichen Nahrung ankommt, damit der gesundheitsfördernde Effekt zustande kommt.

Was sekundäre Pflanzenstoffe alles können:

- Sie stimulieren das Immunsystem.
- Sie blockieren die karzinogene (krebserzeugende) Wirkung von Substanzen, die wir essen, trinken oder einatmen.
- Sie reduzieren jene Art von Entzündung, die Krebswachstum wahrscheinlicher macht.
- Sie beugen DNA-Schäden vor und helfen bei der Reparatur.
- Sie verlangsamen das Wachstum von Krebszellen.
- Sie lösen die Selbstzerstörung (Apoptose) von beschädigten Zellen aus, bevor sich diese vermehren können.
- Sie unterstützen die Regulation von Hormonen.

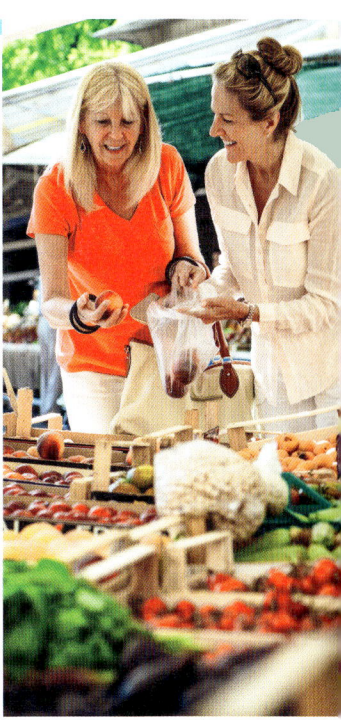

Was die Obst- und Gemüseapotheke alles gegen Krebs zu bieten hat

Das Schöne ist, dass fast alle Pflanzen, die man essen kann, der Gesundheit förderlich sind – außer sie werden so zubereitet, dass ihre positiven Eigenschaften durch schädigende ersetzt werden, zum Beispiel durch Frittieren. Im Folgenden werden einige sekundäre Pflanzenstoffe und -gruppen genannt, für die eine krebshemmende Wirkung beschrieben wurde. Damit kann zwar nur ein Bruchteil dessen wiedergegeben werden, was schon entdeckt wurde, die Auswahl der folgenden Beispiele hat aber etwas mit deren starker Anti-Krebs-Wirkung und mit Praktikabilität zu tun. Denn sie alle sind leicht verfügbar und lassen sich gut in die alltägliche Ernährungsroutine integrieren.

Kurkuma, das gelbe Gold Indiens

Die indische Gewürzpflanze Curcuma longa, bei uns auch Gelbwurz genannt, ist vermutlich die spannendste sekundäre Pflanzenstofflieferantin und so etwas wie der Shootingstar unter den natürlichen Anti-Krebs-Mitteln. Bis vor wenigen Jahren wurde Kurkuma beinahe ausschließlich auf dem indischen Subkontinent verzehrt. Das dafür in rauen Mengen, ist das leuchtend gelbe Pulver doch einer der Hauptbestandteile von Curry, wie die indische Gewürzmischung fälschlicherweise von uns Westlern genannt wird. Der tägliche Kurkuma-Konsum eines durchschnittlichen Inders liegt im Bereich von mehreren Gramm und den Hinweis auf die krebshemmende Wirkung der Wurzel mit ihrem hohen Gehalt an Curcumin gaben die drastischen Unterschiede in der Anzahl von bestimmten Krebserkrankungen der indischen Bevölkerung im Vergleich zur westlichen Welt. Heute gibt es bereits unzählige aussagekräftige Studien und wissenschaftliche Publikationen zu Kurkuma und seinen positiven Wirkungen auf die Gesundheit und jedes Lifestyle-Magazin, das etwas auf sich hält, lobt die Vorzüge von Golden Milk, der schmackhaften Kurkuma-Gewürzmilch.

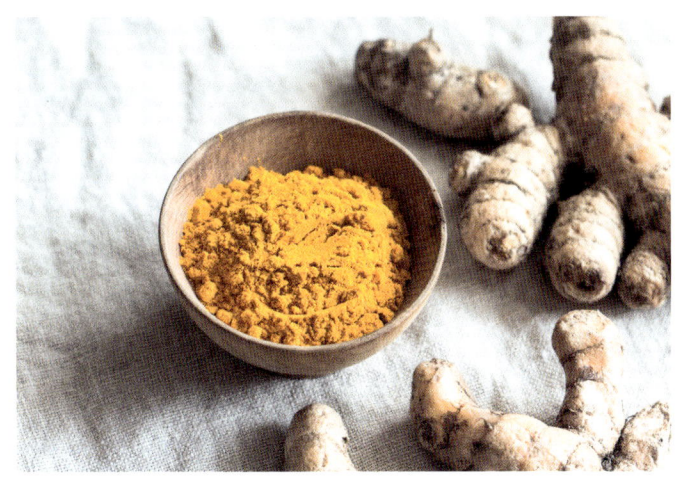

Der Alleskönner

Kurkuma, das neben dem Curcumin auch zwei andere, dem Curcumin verwandte sekundäre Pflanzenstoffe mit ähnlichen Wirkungsspektren besitzt, ist ein wahres Superfood, denn es ist entzündungshemmend und antioxidativ, senkt das Thromboserisiko, schützt das Gehirn und wirkt gegen Krebs. In der Grundlagenforschung der letzten Jahrzehnte konnte anhand von In-vitro-Modellen nachgewiesen werden, dass Curcumin das Wachstum verschiedenster Zelllinien einbremst, sei es durch Blockierung des Zellzyklus, durch Auslösen des programmierten Zelltodes, der Apoptose, oder, und das scheint der bedeutendste Wirkmechanismus zu sein, durch Modulation von verschiedensten Faktoren, z. B. nukleärer Faktor Kappa B (NF-αB), Cyclooxigenase-2 (COX-2) oder Tumornekrosefaktor alpha (TNF-α), die für die Krebsentstehung von entscheidender Bedeutung sind.

Kampf dem Krebs auf zellulärer Ebene

Wie Curcumin die Entstehung von Krebs tatsächlich verhindert, konnte anhand von Labormäusen gezeigt werden, die keine Tumore entwickelten, obwohl ihnen reichlich Karzinogene verabreicht wurden, während die Tiere der Gruppe ohne Curcumin allesamt an Krebs erkrankten. In zahlreichen Studien bestätigte sich die positive Wirkung von Kurkuma im Kampf gegen unterschiedlichste Krebsarten von Darmkrebs über Brust- und Prostatakrebs, Lungen-, Blasen- und Eierstockkrebs u. v. a. m.

Kurkuma kann relativ unbedenklich in größeren Mengen eingenommen werden, empfohlen werden zwei Teelöffel pro Tag. Allerdings ist die Bioverfügbarkeit von Kurkuma durch die schlechte Aufnahmefähigkeit des Körpers begrenzt. Sie kann aber durch die gleichzeitige Einnahme von Piperin, einem Bestandteil des schwarzen Pfeffers, um das Tausendfache gesteigert werden. Schon eine kleine Prise Pfeffer reicht dafür aus.

Überhaupt ist Kurkuma ein wahres Wundermittel, wenn es mit anderen pflanzlichen Wirkstoffen zusammen eingenommen wird. So konnte durch die Kombination mit Granatapfel, Brokkoli und grünem Tee eine positive Wirkung bei Prostatakrebs nachgewiesen werden.

Kreuzblütler, Kohlgewächse und andere grüne Helden

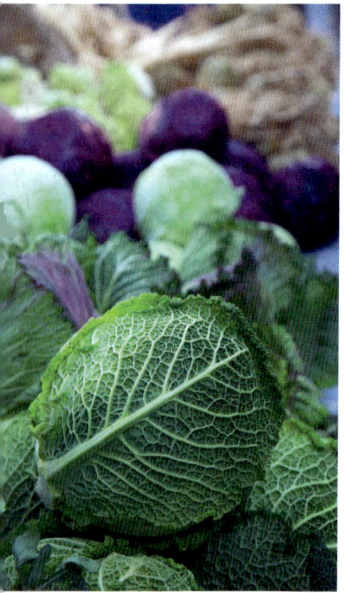

Was für eine faszinierende Pflanzengruppe sind doch die Kreuzblütler! Um die 4.000 Arten werden der Familie der Brassicaceae oder Cruciferae, wie sie botanisch korrekt auch genannt werden, zugerechnet. Dazu gehören viele weitverbreitete Kulturpflanzen wie die große Gruppe der Kohlgewächse: Grünkohl, Wirsing, Weißkraut, Rotkraut, Brokkoli, Karfiol, Kohlsprossen und Kohlrabi, sowie ihre Verwandten Pak Choi, Chinakohl oder Steckrübe der Gattung Brassica. Auch die entfernteren Familienmitglieder Radieschen, Rettich, Kren, Kresse, Rucola und Raps sollen nicht unerwähnt bleiben.

Gemeinsam ist all diesen echten Gesundheits-Kraftlackeln ihr hoher Gehalt an unterschiedlichsten sekundären Pflanzenstoffen, von denen manche sogar aktiv Krebszellen killen können. Die Vielfalt unter diesen Wirkstoffen, die sich in den einzelnen Vertretern der Gruppe in unterschiedlichsten Zusammensetzungen und Konzentrationen präsentieren, ist wirklich beeindruckend und auch noch nicht bis ins Detail erforscht. Es könnte also gut sein, dass hier noch die ein oder andere Überraschung auf uns zukommt.

Obwohl immer mehr über ihre Vorzüge bekannt wird, sind Kohl und Kraut auch heute noch nicht besonders sexy. Über die Jahrhunderte hinweg waren sie ein Arme-Leute-Essen, denn wer es sich leisten konnte, aß Fleisch. In den Wintermonaten gab es wenig Abwechslung auf dem Speiseplan, weil frisches Gemüse nicht verfügbar und Kraut

in Form von Sauerkraut gut haltbar und der einzige Vitamin-
lieferant in der kalten Jahreszeit war. Wenn heute ein Kohl-
gemüse trendig daherkommen möchte, muss Sauerkraut
unter dem Label „fermentiert" und Grünkohl als „Kale" lau-
fen, dann findet es auch Anklang bei den jungen Leuten.

Sulforaphan – der Superstar unter den Krebskillern

So unterschiedlich wie die Zusammensetzungen von SPS in
Kreuzblütlern sind auch die jeweiligen Konzentrationen, die ohnehin nicht sehr hoch sind. Von seiner krebshemmenden Wirkung konnte vor allem Brokkoli inzwischen sogar in klinischen
Studien überzeugen. Er enthält sowohl die Vorstufe eines SPS
als auch dessen Aktivator in Form eines Enzyms in getrennten
Zellen. Beim Kauen von Brokkoli kommen die beiden in Kontakt
und es wird als aktiver Wirkstoff Sulforaphan gebildet, welches
ein aktiv krebshemmender Wirkstoff ist und erst beim Verzehr
von Brokkoli freigesetzt wird. In einer Portion Brokkoli können
bis zu 60 Milligramm Sulforaphan enthalten sein, in Brokkoli-
sprossen sogar bis zu hundertmal so viel.

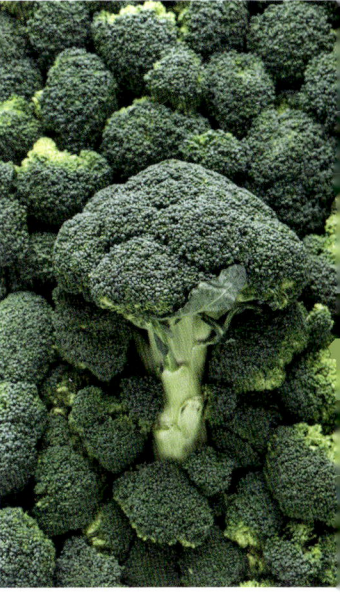

Sulforaphan sorgt nicht nur für den charakteristischen
Schwefelgeruch, der entsteht, wenn man Brokkoli zu lange
kocht, es verhindert auch Krebs durch beschleunigtes Aus-
schleusen von karzinogenen, also krebserregenden Substanzen. Seine entzündungshemmende Wirkung wurde vor allem
im Verdauungstrakt nachgewiesen, wo es sich positiv auf eine
Infektion mit Helicobacter pylori auswirkt, welcher Magen-
geschwüre verursacht und die Entstehung von Magenkrebs
begünstigt. Auch die Darmflora, die für das Immunsystem und
letztlich auch für die Krebsentstehung von entscheidender Bedeutung ist, wird durch Sulforaphan günstig beeinflusst.

Auf bereits vorhandene Krebszellen wirkt Sulforaphan
direkt, indem es den programmierten Zelltod, die Apoptose, in ihnen auslöst. In Laborversuchen mit Mäusen konnte
gezeigt werden, dass Sulforaphan sogar gegen besonders
aggressive Tumorstammzellen wirkt, die gegen herkömm-
liche Chemo- und Strahlentherapie resistent sind. Klinische
Studien an Patienten wurden bei verschiedensten Krebsarten
durchgeführt und zeigten alle eine positive, wenn auch nicht
immer sehr starke Wirkung von Sulforaphan, beispielsweise
bei Prostata-, Brust- oder Blasenkrebs.

Vorsicht bei der Zubereitung!

Weil langes Kochen in Wasser die pflanzlichen Wirkstoffe abschwächt, wird besonders für Brokkoli und Karfiol Dämpfen, Dünsten, Anbraten oder Sautieren empfohlen. Letzteres ist das Anbraten in einer Pfanne, dann fügt man etwas Wasser bei, setzt Deckel auf und lässt das Ganze ein paar Minuten auf kleiner Flamme ziehen. Dann nimmt man den Deckel ab und lässt das restliche, noch vorhandene Wasser verdampfen. Auf diese Weise bleiben nicht nur die wertvollen Pflanzenstoffe in ihrer Wirksamkeit erhalten, der Brokkoli schmeckt auch viel besser!

Weil Tiefkühlgemüse vor dem Einfrieren meist mit sehr hohen Temperaturen gegart wird (wenn auch nur kurz), enthält es nur mehr wenig aktive Wirkstoffe und ist daher für den Kampf gegen Krebszellen nicht ideal.

Beerenstark gegen Krebs

Unter allen pflanzlichen Lebensmitteln, die gegen Krebs wirksam sind, zählen Beerenfrüchte zu den beliebtesten, weil sie so wunderbar aromatisch sind und am besten schmecken, wenn sie frisch gepflückt direkt im Mund landen.

Ellagsäure

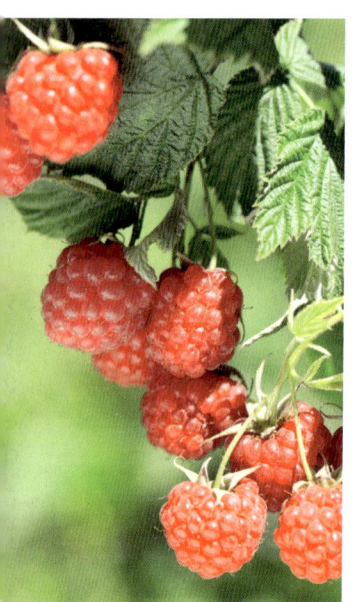

Dass Krebszellen keine Himbeeren mögen, wie Prof. Béliveau im Titel seines internationalen Bestsellers populär postulierte, liegt vor allem an ihrem hohen Gehalt an Ellagsäure, durch deren Wirkung krebserregende Substanzen nicht zu Zellgiften aktiviert werden können. Darüber hinaus beschleunigen sie vermutlich auch die Eliminierung dieser Substanzen. In Laborversuchen konnte auch gezeigt werden, dass Ellagsäure eine angiogenese-hemmende Wirkung hat, also jene Proteine hemmt, welche die Neubildung von Blutgefäßen im Tumor anregen.

Die wichtigsten Lieferanten von Ellagsäure sind Himbeeren, Brombeeren und Erdbeeren, sie kommt aber auch in Hasel- und Pekannüssen vor.

Anthocyane

Das tiefe Rot der Himbeere, das Blau der Heidelbeere, das Schwarz der Johannisbeere und viele andere intensive Farbtöne in Beeren, Früchten und Blumen stammen von den darin enthaltenen unterschiedlichen Anthocyanen, die zu der Gruppe der Bioflavonoide zählen. Sie sind nicht nur hochwirksame Antioxidantien, sondern haben auch eine krebshemmende Wirkung, indem sie die Differenzierung von Krebszellen bewirken, was diese weniger aggressiv macht, oder gar die Apoptose herbeiführen. Ähnlich wie die Ellagsäure hemmen sie auch die Angiogenese (die Bildung von Blutgefäßen).

Die höchste Konzentration von Anthocyanen findet sich in Heidelbeeren, Himbeeren und Brombeeren, Acai- und Aroniabeeren, Gojibeeren, reifen Holunderbeeren, Kirschen, aber auch im Rotkraut und in roten Rüben.

Kampf dem Krebs mit Bomben und Granatapfel

Der Granatapfel – Punica granatum – steht von alters her im Ruf, viele heilsame Wirkungen zu haben. So galt und gilt er in der orientalischen Kultur als Symbol für das Weibliche und die Fruchtbarkeit, und tatsächlich enthält er östrogenähnliche Substanzen, die ihn für die Behandlung von Wechselbeschwerden interessant machen. Gemeinsam mit dem Tannin, das dem Granatapfel seine leicht bittere Geschmacksnote verleiht, bewirken sie den kühlenden Effekt, der dem Granatapfel im Ayurveda zugeschrieben wird.

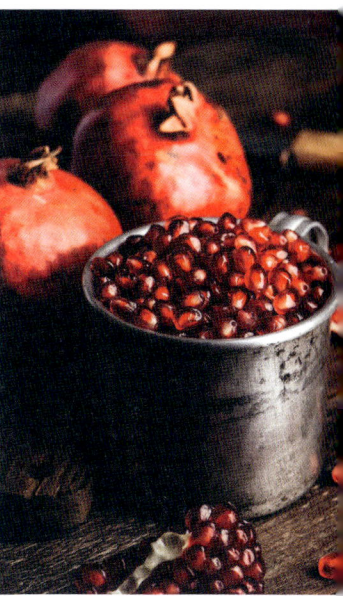

Das Wirkspektrum des Granatapfels umfasst antioxidative, entzündungshemmende und antikanzerogene Wirkungen. Die kräftig rote Farbe der Kerne lässt schon vermuten, dass auch hier wieder einige SPS im Spiel sind, und tatsächlich treffen wir auf unsere gute alte Bekannte, die Ellagsäure. Mit dabei sind Punicalagin und Punicalin als spezifische Wirkstoffe des Granatapfels, aber auch Vitamin C und verschiedene Fettsäuren. Zu Letzteren gehören die hormonähnlichen Substanzen des Granatapfels, sie befinden sich in seinen kleinen, harten Kernen. Wer von ihrer Wirkung profitieren will, muss also die Kerne mit verzehren. Es gibt übrigens auch Granatapfelkernöl zu kaufen.

Im Labor zeigte sich eine tumorhemmende Wirkung von Granatapfelextrakt auf Zellen von Mamma-, Prostata- und Kolonkarzinom. Die klinischen Studien an Patienten mit diesen Erkrankungen waren bis dato noch nicht überzeugend, was aber niemanden davon abhalten sollte, reichlich Granatapfel zu genießen, um sich vor Krebs zu schützen, zumal auch beim

Verzehr von großen Mengen keine negativen Effekte bekannt sind. Als Hilfe gegen Wechselbeschwerden kann Granatapfel übrigens auch von Frauen mit hormonrezeptorpositivem Brustkrebs bedenkenlos eingesetzt werden, weil durch seine hormonähnlichen Inhaltsstoffe keine wachstumsstimulierende Wirkung auf Tumorzellen ausgeht. Im Gegenteil, möglicherweise werden durch Granatapfel sogar Zellen für das Tumormedikament Tamoxifen sensibilisiert.

Resveratrol – Rotwein tut wohl!

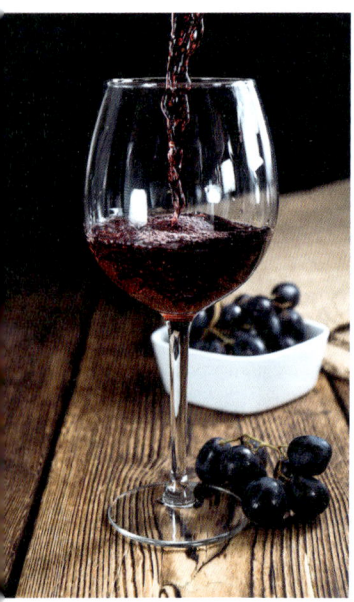

Jene Substanz, die der Schale dunkler Trauben und dem Rotwein seine wunderschöne Farbe gibt, wird Resveratrol genannt und von den Pflanzen zum Schutz gegen UV-Strahlung und Viren- bzw. Pilzinfektionen gebildet. Dass in Rotwein deutlich mehr Resveratrol verfügbar ist als in Traubensaft, liegt an seiner guten Löslichkeit in Alkohol. Dennoch sollte man die gesundheitsfördernden Wirkungen von Traubensaft nicht unterschätzen. Jener positive Effekt, der dem Rotwein auf Herz- und Kreislauferkrankungen nachgesagt wird, könnte jedenfalls zum wesentlichen Teil durch Resveratrol ausgelöst werden. Maßvoller Rotweinkonsum (das sind erstaunlicherweise ⅛ Liter für Frauen, ¼ Liter für Männer täglich) verringert nicht nur das Sterberisiko für Herz-Kreislauf-Erkranungen um 40 Prozent, er senkt auch die krebsbedingte Sterblichkeit um 22 Prozent.

In der Prävention von Brust-, Darm- und Speiseröhrenkrebs hat sich Resveratrol in klinischen Studien als hochwirksam erwiesen. Weil dazu keine sehr großen Mengen der Substanz erforderlich sind und die Konzentration in Rotwein am höchsten ist, wird die genannte geringe Menge zur Krebsprävention empfohlen, und zwar sogar für Frauen mit Brustkrebs, denen vom Alkohol generell abgeraten wird. In diesem Fall, bei maximal einem Glas Rotwein täglich, überwiegen also die gesundheitlichen Vorteile.

Medizin der Farben

—→ „Fill your plate with the colors of the rainbow. What pleases the eye, pleases the body."

Deepak Chopra

Farbe	Wirkstoff	Gemüse/Frucht
Weiß und Grün	Allicin, Quercetin	Knoblauch, Zwiebeln, Schnittlauch, Lauch
Grün	Sulforaphan, Indole	Brokkoli, Kohlsprossen, Grünkohl, Wirsing, Karfiol, Romanesco, Spitzkraut, Weißkraut
Gelb und Grün	Lutein, Zeaxanthin	Grüner Spargel, Kohlblätter, Spinat, Winterkürbis (Butternuss, Hokkaido etc.)
Gelb	Curcumin	Kurkuma
Orange und Gelb	β-Cryptoxanthin, Flavonoide	Honigmelone, Nektarine, Orange, Papaya, Pfirsich
Orange	α- und β-Carotin	Karotten, Mango, Kürbis
Rot, Violett und Blau	Anthocyan, Polyphenole	Rote und schwarze Beeren, rote Trauben, Pflaumen, Feigen, Rotkraut, rote Rüben, dunkle Auberginen
Rot	Lycopen	Tomate, Wassermelone, pinke Grapefruit

Fleisch

Immer mehr Menschen verzichten auf Fleisch. Manche, weil ihnen die Tiere leidtun, andere, weil sie Fleisch ohnehin nicht mögen, und immer mehr Menschen, weil sie sich einfach gesünder ernähren, schlank sein und keinen Herzinfarkt bekommen wollen. Dass es auch vor Krebs schützt, wenn man weitgehend auf Fleisch verzichtet, ist weniger bekannt, aber nichtsdestotrotz wissenschaftlich gut belegt. So gibt es auch durchaus ernstzunehmende Stimmen, die gar eine vegane Lebensweise fordern und sich dabei vor allem auf eine große Studie berufen, die in China vor einigen Jahrzehnten durchgeführt wurde. In dem Buch „The China Study" sowie der Dokumentation „Forks over Knives – Gabel statt Skalpell" wird daher zum Verzicht auf sämtliche tierische Nahrungsmittel geraten.

Natürlich gibt es auch dazu eine Menge Kritik und oftmals die Meinung, dass vegan allein noch nicht die Lösung aller gesundheitlichen Probleme ist. Eine Reihe gesundheitsschädigender Effekte von Fleisch sind hingegen unumstritten.

Wenn Sie sich vor Krebs schützen wollen, sollten Sie auf folgende Arten von Fleisch verzichten:

Rotes Fleisch (Schwein und Rind)

Laut einer Analyse der Weltgesundheitsorganisation sind Menschen, die täglich 100 Gramm rotes Fleisch essen, um 17 Prozent eher gefährdet, in den nächsten fünf Jahren mit Krebs diagnostiziert zu werden.

Verarbeitetes Fleisch (Wurst, Geselchtes etc.)

In derselben Studie der WHO wurde auch aufgezeigt, dass der Genuss von nur 50 Gramm verarbeitetem Fleisch am Tag ausreicht, um das Risiko, an Darmkrebs zu erkranken, um 18 Prozent zu erhöhen.

Gegrilltes, angebranntes und bei hohen Temperaturen gekochtes Fleisch (z. B. in Großküchen zubereitet)

enthält Polyzyklische aromatische Kohlenwasserstoffe (PAKs), die erwiesenermaßen krebserregend sind.

Fleisch aus konventioneller Tierhaltung

Die Tiere bekommen Antibiotika und Hormone in größeren Mengen gefüttert, damit ihr Wachstum beschleunigt wird und sie vor Krankheiten geschützt sind. Werden sie mit nichtbiologischem Futter aufgezogen, bekommen sie diverse Spritzmittel ab, auch gentechnisch manipuliertes Futter ist nicht auszuschließen, vor allem bei Importfleisch. In der Vergangenheit sind immer wieder Fälle von illegalen Fleischimporten bekannt geworden, sodass man ausschließlich Fleisch von gesicherter Herkunft konsumieren sollte, was meist nur bei nicht verarbeitetem Biofleisch gegeben ist.

Zucker

Die Erkenntnis, dass Krebszellen einen anderen Stoffwechsel haben als gesunde Zellen, ist schon an die hundert
Jahre alt. Sie ernähren sich vorzugsweise von Glukose, und
daraus leiten sich bis heute unzählige, durchwegs plausibel
klingende Theorien ab, die „den Krebs aushungern" wollen.
Die modernste Form dieser Anti-Krebs-Lehren stellt die
ketogene Ernährung dar, die auf kohlehydratarme, fettreiche
Kost setzt.

Weil das bei Krebszellen im Labor gut funktioniert,
wird auch Krebspatienten oft dringend nahegelegt, auf
Zucker gänzlich und auf Kohlehydrate weitgehend zu
verzichten. Bislang sind allerdings noch keine klinischen
Studien an Patienten veröffentlicht worden, die einen
glaubhaften wissenschaftlichen Beweis für die heilsame
Wirkung von Kohlehydratrestriktion auf den Verlauf von
Krebserkrankungen geliefert hätten.

Meiden Sie raffinierten Zucker!

Weißer Rüben- oder Rohrzucker, Kandiszucker oder auch Braunzucker
und vor allem Maissirup sind durch die industrielle Verarbeitung so weit
denaturiert, dass sie im Körper mehr Schaden anrichten, als sie wertvoll
genutzt werden können. Nachgewiesene Effekte sind z. B. der Heißhunger
auf Süßes, der sich schon kurz nach dem Genuss von Süßigkeiten einstellt
und ein Suchtverhalten auslöst. Die extrem hohen Blutzuckerspiegel, die
kurzfristig immer wieder entstehen, können zu Insulinresistenz und letztlich zu Diabetes führen. Raffinierter Zucker ist angeblich die bevorzugte
Energiequelle für Krebszellen. Das Gleiche gilt übrigens für Weißmehl.

Als Alternative bietet sich natürlicher Zucker (Fruktose) aus süßen
Früchten wie Datteln, Kokosblütenzucker und Rohzucker an, der besser
verstoffwechselt werden kann und außer Kohlenhydraten auch wertvolle
pflanzliche Nähr- und Faserstoffe enthält. Das ist auch bei Vollkorn-
produkten der Fall.

Kapitel 3

Warum es nicht egal ist, WIE wir essen, und was das mit dem alten Indien zu tun hat

Gehören Sie auch zu der Generation, die als Kind immer pünktlich um 12 Uhr zum Mittagessen antraben musste? Wo es nur ein-, maximal zweimal pro Woche Fleisch gab? Wo während des Essens nichts anderes getan werden durfte und erst vom Tisch aufgestanden wurde, wenn alle mit dem Essen fertig waren? Bei uns zu Hause war das so und ich fand es schrecklich. Weder durfte ich im Stehen essen noch und schon gar nicht auf der Straße, denn das gehörte sich nicht. Damals gab es ja auch noch keine Kebap-Buden und in Klosterneuburg, wo ich aufwuchs, auch keinen Würstelstand, zumindest nicht in unserer Nähe. Als ich mit 15 das erste Mal mit einer Freundin nach Wien ins erste Burger-Lokal fuhr, kam ich mir sehr verwegen vor. Das Lokal am Wiener Schwarzenbergplatz gibt es übrigens immer noch, nur würden mich heute keine zehn Pferde mehr hineinbringen. Aber das ist eine andere Geschichte.

In der guten alten Zeit wurden Kinder also dazu angehalten, mit entsprechenden Tischmanieren und „was Gescheites" zu essen. Gesund sollte es sein und eine „richtige" Mahlzeit, Snacks gab es damals einfach nicht. Und etwas zu naschen gab es vielleicht einmal pro Woche.

Wie schon gesagt, ich fand es blöd, später spießig und heute genial. Es folgte eine Zeit der totalen Essanarchie in meiner Jugend, die mir zwar die gewünschte Gewichtsreduktion bescherte, allerdings auch im zarten Alter von 18 Jahren Gastritis sowie die Erkenntnis der reifen Jahre, dass es weder egal ist, was man isst, noch wie man es isst.

Auf die Thematik dieses Buches umgelegt, bedeutet das: Was haben Sie von den besten krebshemmenden Substanzen in der Nahrung, wenn Ihr Körper es nicht schafft, sie aufzunehmen? Für eine effizient funktionierende Verdauung braucht es bekanntlich mehr als einen gut gefüllten Kühlschrank. Aber wie ernährt man sich denn nun wirklich „richtig"? Wie schon an anderer Stelle erwähnt, sind die Theorien darüber, WAS man essen soll, wahrscheinlich zahlreicher als die Reiskörner in einer Packung. Sie kommen und gehen wie die Grippewellen, nur eine Ernährungslehre besteht schon seit ein paar Tausend Jahren, nämlich Ayurveda. Und dort wird im Gegensatz zu unseren westlichen Ernährungsansätzen auch sehr großes Augenmerk darauf gerichtet, WIE man am besten isst.

Was hat uns *Ayurveda*, die Gesundheitslehre des alten Indien, zu sagen?

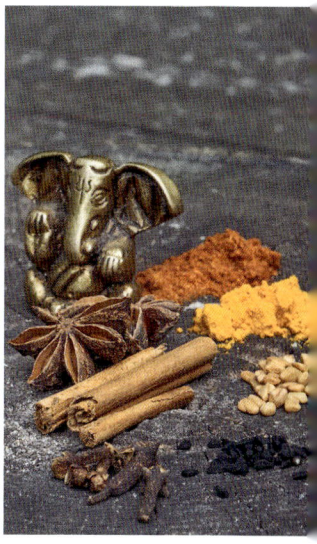

Ayurveda ist ein Begriff aus dem Sanskrit und setzt sich aus den beiden Begriffen ayus (das Leben) und *veda* (das Wissen, die Lehre) zusammen und bedeutet „das Wissen um ein gutes Leben". Das vermutlich älteste Medizinsystem der Welt, das auch heute noch nach seinen ursprünglichen Prinzipien angewendet wird, geht auf traditionelle Überlieferungen aus dem Gebiet des heutigen Indien zurück, deren Wurzeln etwa fünftausend Jahre zurückreichen. Zusammengefasst und schriftlich festgehalten wurden die Lehren des *Ayurveda* in mehreren Kompendien, zumeist auf Palmblättern. Darunter das auch heute unverändert gültige Standardwerk, die *Charaka Samhita*, die vermutlich aus dem 2. Jahrhundert vor Christus stammt.

Der Ernährung wird im Ayurveda eine ganz zentrale Bedeutung beigemessen, denn eine gute Verdauung wird seit jeher als Voraussetzung für Gesundheit erachtet. Deshalb wird der Pflege von *Agni*, dem Verdauungsfeuer, besondere Achtsamkeit erwiesen. Denn nur, wenn *Agni* gut funktioniert, können alle Gewebe des Körpers gut genährt werden.

Ist das nicht der Fall, dann entstehen Blockaden, *Ama* lagert sich ab, das den Nährboden für Krankheiten bildet und am ehesten mit „Schlacken" übersetzt werden könnte. Weil diese Übersetzung aber dem Originalbegriff so gar nicht gerecht wird und Schlacken in der westlichen Medizin ein zumindest umstrittener Terminus ist, wollen wir lieber beim Wort *Ama* bleiben. Wie dieses Prinzip zu verstehen ist, kann am anschaulichsten erklärt werden, wenn man die Entstehung von Arteriosklerose als Beispiel unter die Lupe nimmt, wo durch ein Zuviel an Blutfetten Wandablagerungen in den Blutgefäßen entstehen. Diese atherosklerotischen Plaques, die Ursache eines Herzinfarktes sein können, sind eine besonders gefährliche Form von *Ama*. Die Arteriosklerose entsteht vereinfacht gesagt durch eine schlechte Fettverdauung und verdeutlicht anschaulich das Prinzip der Entwicklung von Krankheit durch Blockaden auf Basis eines schwachen Verdauungsfeuers. *Agni* will also gut gepflegt werden, wenn die Gesundheit erhalten werden soll.

Agni, das Verdauungsfeuer

Das Verdauungsfeuer kann man sich etwa so wie einen Holzkohlengrill vorstellen. Nur durch eine gute Glut werden die Speisen richtig gegart. Ist zu wenig Glut bzw. Kohle da, wird das Essen nur unansehnlich statt durch, und bei lodernden Flammen verbrennt es außen und bleibt innen trotzdem roh. So ist sowohl zu wenig als auch zu viel Agni der Verdauung nicht förderlich. Ersteres kommt dann zustande, wenn wir Schwerverdauliches essen wie Rohkost oder unser Agni schwächen, indem wir große Mengen kalter Getränke zu uns nehmen. Ein Zuviel an Agni äußert sich beispielsweise durch Sodbrennen.

Die wichtigsten Ernährungsregeln des Ayurveda finden Sie ab Seite 58.

Vata, Pitta und Kapha – die Doshas

Ein wichtiges Element im Zusammenhang mit ayurvedischer Ernährung sind die drei *Doshas* (*Vata*, *Pitta* und *Kapha*), die als energetische Prinzipien alle Bereiche des Seins charakterisieren. Sie sind im Wesentlichen eine Sammlung von jeweils bestimmten Eigenschaften, die sich in allem widerspiegeln, auch in unserem Organismus. Die Ausgewogenheit der *Doshas* ist auch die Voraussetzung für eine gute Verdauung und Wohlbefinden, weshalb sie im Ayurveda den zentralen Therapieansatz liefern.

Jedem Menschen ist von Geburt an eine bestimmte ayurvedische Konstitution gegeben, die sowohl äußere Merkmale als auch Eigenschaften des Stoffwechsels und die Neigung zu bestimmten Krankheiten begünstigt. Die einzelnen *Doshas* sind bei jedem Individuum unterschiedlich stark ausgeprägt, und anhand der Konstellationen werden im Ayurveda verschiedene Grundtypen charakterisiert. Ayurveda berücksichtigt diese Unterschiede und baut darauf höchst individuell ausgerichtete Ernährungsempfehlungen auf.

Auf den Seiten 46 und 47 können Sie Ihre ayurvedische Konstitution testen.

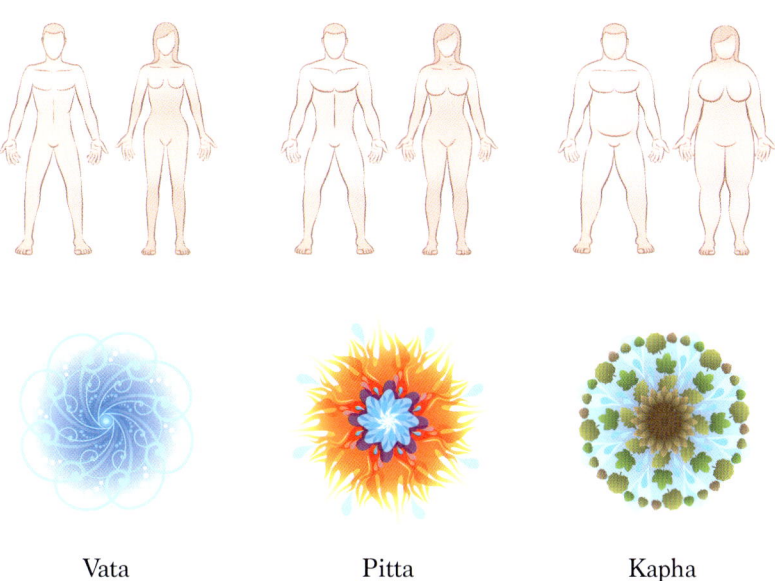

| Vata | Pitta | Kapha |

Vata Dosha

– verantwortlich für alle dynamischen Prozesse im Körper, alles, was mit Bewegung zu tun hat – z. B. Atmung = Bewegung von Luft etc.
Eigenschaften: trocken, kühl, leicht, fein, beweglich, klar, rau

Pitta Dosha

– verantwortlich für den Metabolismus, alle Stoffwechselprozesse.
Eigenschaften: etwas ölig, heiß, durchdringend, flüssig, sauer, fließend, scharf

Kapha Dosha

– verantwortlich für Struktur und Schmierung im Körper.
Eigenschaften: schwer, kühl, weich, ölig, süß, fest, schleimig

Ein Dosha zeigt sich anhand bestimmter Eigenschaften. Die Aktivität eines Doshas wird anhand der Ausprägung der ihm zugeordneten Eigenschaften erkannt. Um ein überaktives Dosha auszugleichen, müssen die entgegengesetzten Eigenschaften eingebracht werden. Doshas sind die Grundlage für ayurvedische Küche. Das Wissen um die Kombination, den Ausgleich und die Behandlung der Doshas ist die Grundlage der ayurvedischen Medizin, aber auch der Ernährung. Indem wir die Balance dieser Kräfte bewahren oder wiederherstellen, können wir unsere Gesundheit erhalten oder wiedererlangen. Dazu müssen wir wissen, welche Nahrungsmittel geeignet sind, um auszugleichen und welche vermieden werden sollten, wenn ein bestimmtes Dosha dominant ist.

Aus dem Gleichgewicht

Wer kennt das nicht? Manchmal sind wir gereizt, manchmal frustriert, manchmal träge. Wenn wir plötzliche Veränderungen unserer Stimmung erleben, können die Doshas, die aus dem Gleichgewicht geraten sind, Ursache dafür sein.

Doshas sind Kräfte, die in unserem Körper und überall um uns herum präsent sind. Sie sind veränderlich und verändern, sind energetische Qualitäten und nicht konstant. Der Begriff Dosha bedeutet im Sanskrit „eine gewisse Kraft, die verändern kann" oder „Kräfte, die falsch wirken können". Und so sind die Doshas ein zentrales Konzept im Ayurveda, das uns zu verstehen hilft, wie alles Lebendige aus Kräften der Lebensenergie besteht und von ihnen bestimmt wird.

Diese energetischen Kräfte werden auch Tridosha genannt, weil jedes der drei in allem und jedem präsent ist, und zwar immer. Sie sind notwendig für reibungsloses Funktionieren alles Lebendigen. Ein zu stark wirkendes Dosha kann zu Problemen bis hin zu Krankheit führen. Die individuelle Kombination der Doshas in jedem von uns kann direkt verantwortlich sein für gesundes oder krankes Sein jedes Menschen.

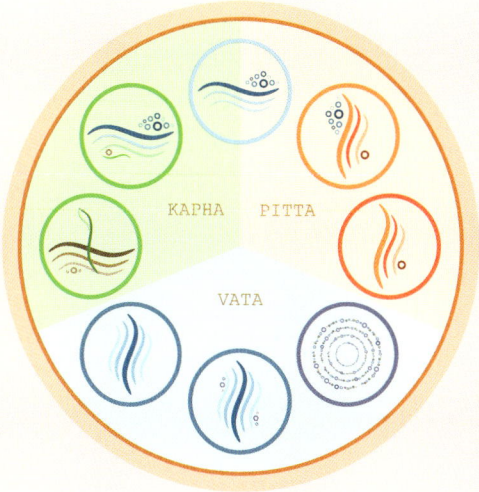

Experteninterview mit **Kerstin Rosenberg:**
Was Ayurveda, Ernährung und Gesundheit miteinander zu tun haben

⟶ Kerstin Rosenberg zählt zu den Pionieren des Ayurveda in Europa. Seit über 30 Jahren studiert und praktiziert die erfolgreiche Autorin, Dozentin und Direktorin der Rosenberg Europäischen Akademie für Ayurveda mit angeschlossenem Gesundheits- und Kurzentrum die traditionelle Heilkunde Indiens. Mit großer Begeisterung und Fachkompetenz gibt sie ihr Expertenwissen in Ayurveda-Ausbildungen und -Kuren weiter, entwickelt innovative Ayurveda-Produkte und berät Menschen in Gesundheits- und Lebensfragen.

⟶ **Weitere Informationen:**
www.rosenberg-ayurveda.de, www.ayurveda-akademie.org

Warum spielt die Ernährung im Ayurveda eine so große Rolle?

Mit dem, was wir essen, wie wir das essen und wann wir das essen, nehmen wir direkten Einfluss auf den Körper und auch auf die Psyche. Dieser ganzheitliche Ansatz des Ayurveda in der Ernährung ist darauf bezogen, dass wir zum einen entsprechend unserer individuellen Konstitution besondere Bedürfnisse haben, was unsere Ernährung betrifft. Aber es gibt auch den Aspekt der ayurvedischen Heilkunst, wo entsprechend der individuellen Erkrankungen bestimmte Nahrungsmittel, bestimmte Zubereitungsformen und diätetische Empfehlungen Teil des Therapieplans sind. Denn man kann davon ausgehen, dass mehr als die Hälfte aller Erkrankungen, die wir haben, ernährungsbedingter Natur sind. Deswegen ist Ernährung eine wichtige Säule sowohl des Ayurveda als Lebenskunde wie auch der Ayurveda-Medizin.

Was unterscheidet Ayurveda von anderen Ernährungsformen?

Ehrlich gesagt, gar nicht so viel. Denn wenn man sich ansieht, wie sich die Ernährungslehre in den letzten 20 Jahren verändert hat, kann man sagen, dass sie heute viel individueller geworden ist, als das früher der Fall war. Vorbei sind die Zeiten, wo für gesunde Ernährung ausschließlich Vollwertkost oder Rohkost infrage kam, alles über einen Kamm geschert wurde. Dass man inzwischen stoffwechselorientierte Ernährungslehren hat, auf regionale und saisonale Aspekte achtet, sind Aspekte, die im Ayurveda seit jeher von Bedeutung sind und die in den letzten Jahren auch in der modernen Ernährungslehre sehr wichtig geworden sind. Und so nähern sich Ayurveda und moderne Ernährungslehre immer mehr aneinander an. Was aber heute noch das Besondere am Ayurveda ist, ist der ganzheitliche Aspekt. Dass wir die rationale Ebene haben mit der Wirkstofflehre, die uns sagt, wie die Nahrung auf den Körper, auf die Gewebe, auf die Funktionen wirkt. Wir haben die psychische Ebene – wie wirkt die Nahrung auf die Psyche und den Geist, unsere Emotionen. Das ist auch im Krankheitsprozess zum Teil ganz wichtig. Wir haben aber auch die spirituelle Ebene – wie wirkt die Nahrung auf die Seele und eben auch auf spirituelle Aspekte. Diese Unterscheidung finde ich schon sehr speziell und auch für die unterschiedlichen Zielgruppen wichtig, die wir ansprechen.

Wie vorhin schon erwähnt, wird im Ayurveda ja auch auf die individuelle Konstitution, die sogenannte Prakriti, Rücksicht genommen. Wie wichtig ist das und welche Rolle spielt das im täglichen Leben? Und wie ist das im Verhältnis mit der Vikriti, der aktuellen Situation, in der wir uns befinden?

Es gibt diese grundsätzlichen Fragen: Habe ich von Natur aus einen eher anabolen Stoffwechsel, das heißt, baut mein Körper leicht Gewebe auf? Oder habe ich von

Natur aus einen katabolen Stoffwechsel und baut mein Körper eher leicht Gewebe ab und deswegen habe ich auch eher Mangelerscheinungen? Das ist etwas, das der Prakriti zugeordnet ist. Genauso auch mein Darm. Ist mein Darm aktiv, überaktiv, eher träge? Die Frage, wie tickt mein Darm, ist auch eine Frage der Prakriti. Daran sollte sich die Häufigkeit unserer Mahlzeiten und die Ausstattung unserer Mahlzeiten orientieren. Esse ich viele aufbauende Kohlenhydrate und Proteine oder muss ich darauf achten, viele Vitalstoffe zu mir zu nehmen? Brauche ich eher ölige oder trockene Nahrung? Das sind Grundaspekte, die auf die Konstitution abgestimmt werden sollten, für gute Verdauung und auch gesunden Stoffwechsel.

Aber die Vikriti – sozusagen mein Jetzt-Zustand entsprechend der Beschwerden, die ich habe – oder eben auch die Jahreszeit und ihre aktuell vorherrschenden Bedingungen ist natürlich das, was den Speiseplan an sich bestimmt. So esse ich im Sommer mehr Salat und im Winter mehr Suppe, eben immer abhängig davon, in welchem Zustand wir uns gerade befinden.

Damit sind wir auch schon mitten im Thema: Wie kann Ayurveda vor Krebs schützen?

Grundsätzlich ist es so, dass wir mit der richtigen Ernährung einerseits auf ein gutes Immunsystem einwirken können und zum anderen auch auf stoffwechselbedingte Ablagerungen, Rückstände und so weiter einwirken können. Das heißt, im ayurvedischen Kontext gesprochen, achten wir auf balancierte Doshas und ein gutes Agni, dann ist das die beste Prävention.

Wie kann bei bereits vorhandener Krebserkrankung Ayurveda zur Unterstützung angewandt werden?

Grundsätzlich, und zwar unabhängig davon, unter welcher schweren oder chronischen Erkrankung wir leiden, ist das Konzept vom Ayurveda, dass man dann versuchen sollte, die Nahrung möglichst leicht verdaulich zu machen. Wir schauen weniger – und das unterscheidet Ayurveda tatsächlich von der modernen Ernährungslehre – auf die tatsächlichen Inhaltsstoffe des Essens, also wir analysie-

„Ist mein Darm aktiv, überaktiv, eher träge?“

ren nicht, welche Enzyme, sekundären Pflanzenstoffe, Mineralien und Vitamine drin sind, sondern wir schauen eher darauf, wie der Stoffwechsel wieder angeregt werden kann, wie das Verdauungsfeuer die Nahrung tatsächlich verarbeiten kann. Das ist auch in der Krebstherapie während einer Chemo wichtig oder wenn durch die heftigen Medikamente die Verdauungs- und die Stoffwechselfunktion wirklich stark beeinträchtigt ist. In der ayurvedischen Schonkost wird alles eher warm und gekocht eingenommen, entzündungshemmende Gewürze wie Kurkuma oder Ingwer haben auch eine stoffwechselanregende Wirkung, machen das Essen leicht verdaulich. Das bekommt den Patienten einfach gut und fördert, dass sie an Kraft und Energie gewinnen und damit auch ihre Therapie besser überstehen können.

Ein wichtiger Aspekt in der Ernährung bei Krebs ist auch die psychische Komponente, weil auch aus ayurvedischer Sicht eine Krebserkrankung eine sehr, sehr große Belastung für die Psyche ist. Und daher bedarf es auch spiritueller Therapien wie Meditation, Entspannung und mental stärkender Methoden, deren positive Effekte auf die körperliche Therapie Einfluss nehmen können. Aus ayurvedischer Sicht ist es hier gut, viel frische Nahrung zu sich zu nehmen und pflanzenreiche Kost, also wirklich vegetarische Ernährung zu versuchen, weil das auch den Geist stärkt und entlastet, durchlässiger macht für den Erfolg von Meditation und Achtsamkeit. Ich werde immer gefragt, warum das mit der Psyche so wichtig ist. Wir gehen davon aus, dass alle schweren Erkrankungen auch sehr stressbezogen sind. Die Stressresilienz lässt nach, wenn man eine Krebserkrankung hat. Das heißt, wir brauchen eine Ernährungs- und Lebensform, die unsere Stressbelastungsfähigkeit wieder stärkt. Also nicht nur das Immunsystem, sondern auch die mentale Belastungsfähigkeit muss wieder gestärkt werden.

Wichtig ist zu sagen, dass Ayurveda Krebs immer komplementärmedizinisch angeht, das heißt, wirklich ergänzend zur schulmedizinischen Behandlung. Deswegen sollte auch alles, was man tut, mit dem Arzt abgesprochen werden, denn es ist ein Sowohl-als-auch und

„Das heißt, wir brauchen eine Ernährungs- und Lebensform, die unsere Stressbelastungsfähigkeit wieder stärkt.“

nicht ein Entweder-oder. Wer wirklich etwas für sich tun möchte, sollte versuchen, regelmäßige Mahlzeiten zu sich zu nehmen, sie in Ruhe einzunehmen und viel basische Kost zu sich nehmen. Das heißt, gekochte süße Wurzelgemüse – Karotte, rote Bete, Pastinake, Fenchel. Und darauf achten, dass mindestens zwei- bis dreimal in der Woche auch hochwertige Eiweiße in Form von Hülsenfrüchten auf dem Speiseplan stehen. Das sind optimalerweise die Mungobohnen. Denn der Körper braucht Kraft und soll ja nicht so viel Substanz verlieren. Wir wollen die guten Zellen aufbauen und nicht nur die schlechten abbauen! Dafür sind Linsen, Mungobohnen und andere Hülsenfrüchte wie geschaffen. Kombiniert mit guten, süßen, basischen Wurzelgemüsen, aber auch Blattgemüse wie Spinat, Mangold oder Chicorée, ist dies das Beste, was man essen kann. Also zum Beispiel mittags Linsen mit Karotte und Spinat, das ist super immunstärkend.

All meine Klienten oder Familienmitglieder, die sich der Krebstherapie unterwerfen mussten, hatten eine sehr starke Verdauungsproblematik, weil diese Medikamente sie so stark austrockneten. Deswegen sollte die Nahrung leicht ölig sein, genügend Ghee, Kokosfett oder Sesamöl, also gutes, hochwertiges Fett enthalten, und man sollte auch ein paar Gewürze integrieren. Dieses Konzept, dass man mit Gewürzen die Nahrung noch einmal verträglicher machen kann, ist sehr wichtig. Alle Vata-senkenden Gewürze entlasten und unterstützen den Darm sehr gut. Kurkuma und Ingwer, aber auch Kreuzkümmel und Fenchel stärken das Immunsystem sehr gut, regen den Stoffwechsel an und machen die Verdaulichkeit leichter, und das hilft.

Was ist mein stärkstes Dosha?

⟶ Das Konzept der Konstitution im Ayurveda

Mithilfe des folgenden Tests können Sie erkennen, wie stark die Ausprägung der einzelnen Doshas – Vata, Pitta und Kapha – in Ihrer Konstitution, also Ihrer natürlichen Veranlagung ist. Die Doshas repräsentieren jeweils einzigartige Mischungen von körperlichen, emotionalen und geistigen Charakteristika und sind als solche in jedem Aspekt unseres Seins allgegenwärtig. Sie werden nicht für eine Bewertung gut/schlecht herangezogen, sondern definieren in ihrer individuell unterschiedlichen Ausprägung die Einzigartigkeit jedes Menschen.

Im Ayurveda ist Gesundheit definiert als dynamisches Gleichgewicht zwischen Geist, Körper und Umwelt. Die Kenntnis der eigenen Konstitution hilft dabei, einen Lebensstil zu entwickeln, der für Gesundheit, Lebendigkeit und Lebensfreude zuträglich ist. Mithilfe dieses Tests werden Sie Ihr stärkstes Dosha identifizieren, welches die treibende Kraft hinter der Struktur Ihres Körper-Geist-Gefüges ist. Und Sie werden das zweitstärkste und das am wenigsten dominante Dosha und deren physiologische Aufgaben identifizieren.

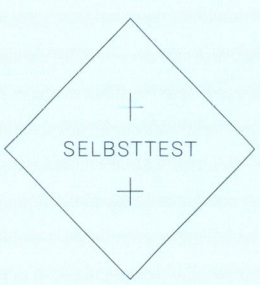

SELBSTTEST

So finden Sie Ihr stärkstes Dosha

Der Fragebogen untersucht Ihre ursprüngliche Natur, wie Sie als Kind waren, und zugrunde liegende Muster, die für die meiste Zeit Ihres Lebens gültig waren. Wenn Sie im Laufe Ihres Lebens irgendwann eine schwere Krankheit entwickelt haben, dann denken Sie an die Zeit vor dieser Erkrankung und wie die Dinge damals waren. Wenn mehr als eine Antwort in einer Kategorie zutrifft, wählen Sie bitte diejenige, die am ehesten passt.

Was die körperlichen Eigenschaften betrifft, so wird Ihre Entscheidung leichter zu treffen sein. Weil Persönlichkeitsmerkmale und Verhaltensweisen stärker subjektiv sind, sollten Sie Ihre Antwort darauf ausrichten, wie Sie die meiste Zeit Ihres Lebens reagiert haben oder zumindest während der letzten paar Jahre.

Körperbau

Ich bin schlank, habe deutlich ausgeprägte Gelenke und eher schwache Muskulatur. Manches an mir ist asymmetrisch.	Ich habe einen mittleren, symmetrischen Körperbau mit gut entwickelten Muskeln.	Ich habe einen kräftigen Körperbau, bin groß und massiv oder klein und eher rundlich
☐	☐	☐

Gewicht

Eher niedrig. Es kann mir passieren, dass ich aufs Essen vergesse oder dass ich Gewicht verliere.	Mittleres Gewicht. Es gelingt mir gut, zu- oder abzunehmen, wenn ich mir das fest genug vornehme.	Eher in Richtung Übergewicht. Ich nehme leicht zu und schwer ab.
☐	☐	☐

Augen

Ich habe eher kleine, aktive Augen, die sich rasch bewegen.	Ich habe einen durchdringenden Blick.	Ich habe große, runde Augen, ev. mit dunkler Farbe.
☐	☐	☐

Haut

Meine Haut ist trocken, rau oder dünn.

☐

Meine Haut ist warm, leicht gerötet und neigt zu Irritationen.

☐

Meine Haut ist dick, feucht und weich.

☐

Haare

Mein Haar ist eher trocken, spröde oder zerzaust.

☐

Meine Haare sind eher fein und neigen dazu, früh zu ergrauen und auszugehen.

☐

Ich habe viele kräftige Haare, die auch leicht fettig werden können.

☐

Gelenke

Meine Gelenke sind zart und hervortretend und neigen zum Knacksen.

☐

Meine Gelenke sind locker und gut beweglich.

☐

Meine Gelenke sind kräftig, stabil und gut gepolstert.

☐

Schlafgewohnheiten

Mein Schlaf ist eher seicht, ich wache leicht auf.

☐

Ich schlafe mittelfest, brauche meist weniger als 8 Stunden Schlaf, um mich ausgeruht zu fühlen.

☐

Ich schlafe tief und lang, wache morgens nur langsam auf.

☐

Körpertemperatur

Meine Hände und Füße sind meist kalt und ich fühle mich bei warmem Wetter wohl.

☐

Mir ist meist warm, egal zu welcher Jahreszeit. Ich bevorzuge kühlere Gegenden.

☐

Ich komme ganz gut mit allen Temperaturen zurecht, mag aber nass-kaltes Wetter gar nicht.

☐

Temperament

Ich bin von Natur aus lebhaft und begeisterungsfähig und mag Veränderungen.

☐

Ich bin zielstrebig und engagiert und möchte überzeugen.

☐

Ich bin gemütlich und tolerant und unterstütze andere gern.

☐

In Stresssituationen

werde ich ängstlich und/oder besorgt.

☐

reagiere ich irritiert und/oder aggressiv.

☐

reagiere ich zurückhaltend und/oder ziehe mich zurück.

☐

Die meisten Kreuze in der ersten Spalte:

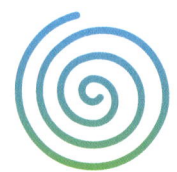

Vata ist Ihr stärkstes Dosha

Charakteristika

Geist: kreativ, rasche Auffassung, gute Vorstellungskraft

Körper: schlank, zart gebaut

Haut: trocken

Haar: trocken

Appetit: heikel, wechselhaft, auf Mahlzeiten kann schon mal vergessen werden

Alltagsroutine: wechselhaft, spontan

Charakter: freut sich über neue Erfahrungen, begeisterungsfähig, freundlich, energiegeladen

Konversation: redet gerne

Kaufverhalten: Shopping macht happy

Reaktion auf Stress: Was habe ich falsch gemacht? Neigung zu Selbstbeschuldigungen

Weil Vata das Prinzip von Dynamik und Veränderung ist, sind Sie gerne in Bewegung, energiegeladen und fantasievoll.

Solange Vata im Gleichgewicht ist, werden Sie vor Lebendigkeit sprühen, begeisterungsfähig und schlank sein.

Wenn Vata in Ihrem System überhandnimmt, werden Sie aktiv das Gefühl haben, außer Kontrolle geraten zu sein. Die Gedanken können zu rasen beginnen und zu Ängstlichkeit und Schlafstörungen beitragen. Vielleicht vergessen Sie auf die ein oder andere Mahlzeit, verlieren dadurch unabsichtlich Gewicht, Ihre Verdauung kann unregelmäßiger werden.

Wenn Sie diese frühen Zeichen einer Vata-Dysbalance an sich erkennen, schalten Sie einen Gang herunter, nehmen Sie sich Zeit für Meditation, lassen Sie keine Mahlzeiten aus und gehen Sie früher zu Bett. Ein regelmäßiger Lebensstil hilft dabei, Vata wieder zu erden, und verhindert, dass Sie abheben.

Ernährungsempfehlungen für Vata

	empfohlen	zu vermeiden
Obst	Generell alle süßen Früchte: gekochte Äpfel, Ananas, Aprikosen, Avocados, Bananen, Beeren, frische Datteln und Feigen, Erdbeeren, Kokosnuss, Mangos, Papaya, Pflaumen, Trauben, Zucker- und Honigmelonen, eingeweichte Rosinen	Generell alle getrockneten Früchte, rohe Äpfel, Birnen, Cranberries, Granatapfel, Wassermelone
Gemüse	Generell sollten alle Gemüse gekocht sein: Karotten, grüne Blattgemüse, Blumenkohl, grüne Bohnen, milde Chilis, Erbsen, Fenchel, Gurke, Knoblauch, Kohl, Kürbis, schwarze Oliven, Petersilienwurzel, Pastinaken, Radieschen, Spargel, Süßkartoffeln, Zucchini, Zwiebel	Generell alle tiefgekühlten, rohen oder getrockneten Gemüse. Artischocken, Auberginen, Brokkoli, Kartoffeln, Kohlrabi, Pilze, Paprika, Rosenkohl, Sellerie, Sprossen, Tomaten, Weizengras, Wirsing
Getreide	Amaranth, Haferflocken gekocht, Quinoa, alle Arten von Reis, Weizen	Brot (mit Hefe oder Sauerteig), Couscous, Dinkel, Getreideflocken trocken, gepufft oder kalt, Granola, Hirse, Kekse, Mais, Müsli, Pasta, Polenta, Reiswaffeln, Roggen, Weizenkleie
Hülsenfrüchte	Rote Linsen, Mungobohnen, Mung Dal, Sojamilch, Sojasauce, Tofu	Getrocknete Erbsen, schwarze Bohnen, weiße Bohnen, Kidney Bohnen, Kichererbsen, braune Linsen, Miso, Sojabohnen, Sojamehl, Spalterbsen
Milchprodukte	Die meisten Milchprodukte sind gut für Vata: Butter, Buttermilch, Cottage Cheese, Ghee, Käse, Kuhmilch, Sahne, saure Sahne, Ziegenmilch und -käse	Joghurt, Milchpulver
Gewürze	Prinzipiell sind fast alle Gewürze gut für Vata. Chili, Chutneys, Essig, Koriandergrün, Limette, Mayonnaise, Salz, Schwarzer Pfeffer, Sojasauce, Sprossen, Zitrone	Meerrettich, Schokolade
Nüsse	In moderaten Mengen alle	Keine
Samen	Chia, Hanfsamen, Kürbiskerne, Sesam, Sonnenblumenkerne	Popcorn, Flohsamen
Fette/Öle	Sesamöl, Ghee, Olivenöl	Leinöl
Getränke	Praktisch alle Fruchtsäfte außer den nebenstehenden, Gewürzmilch, Mandelmilch, Reismilch, Sojamilch, Multivitaminsaft	Apfelsaft, Birnensaft, Cranberrysaft, Granatapfelsaft, koffeinhaltige Getränke, Schwarztee, kohlensäurehaltige Getränke, gekühlte Milch- oder Joghurtgetränke, Eistee, eisgekühlte Getränke, Tomatensaft

Die meisten Kreuze in der zweiten Spalte:
Pitta ist Ihr stärkstes Dosha

Charakteristika

Geist: scharfer Verstand, intellektuell, direkt, präzise, rasche Auffassungsgabe

Körper: mittlerer Körperbau, warm, muskulös

Haut: empfindlich, leicht gerötet, Neigung zu Hautunreinheiten

Haar: Neigung zu frühem Ergrauen oder Haarausfall

Appetit: gut, kann alles und immer essen

Alltagsroutine: sehr genau und gut organisiert

Charakter: leidenschaftlich, engagiert, mutig, Freude an Erotik

Konversation: spricht, um zu überzeugen

Kaufverhalten: anfällig für Luxusartikel

Reaktion auf Stress: Reizbarkeit, beschuldigt gern andere

Pitta als Ihr dominantes Dosha verleiht Ihnen die Gabe, durchsetzungsstark und zielstrebig zu sein, einen scharfen Verstand und muskulösen Körperbau.

Ist Pitta im Gleichgewicht, dann dürfen sie sich über guten Appetit und eine starke Verdauungskraft freuen.

Wenn Pitta aus der Balance kommt, steigt die Hitze in Körper und Geist. Beschwerden wie Sodbrennen, Bluthochdruck und Entzündungen können Ausdruck des zu stark akkumulierten Feuerelements sein. Auf der emotionalen Ebene manifestiert sich ein zu hohes Pitta in Form von Reizbarkeit und Zorn.

Symptome dieser Art sind Signale, die zur Abkühlung, zum Chillen auffordern. Stopfen Sie den Zeitplan nicht mehr mit viel zu vielen Erledigungen für viel zu wenig Zeit voll. Anstatt mit anderen zu wetteifern, steigen Sie in die innere Stille der Meditation ein und machen Sie einen Spaziergang in wohltuender, kühlender Umgebung.

Ernährungsempfehlungen für Pitta

	empfohlen	zu vermeiden
Obst	Generell alle süßen Früchte: gekochte Äpfel, Ananas, Aprikosen, Avocados, Bananen, Beeren, frische Datteln und Feigen, Erdbeeren, Granatapfel, Kokosnuss, Mangos, Melonen, Pflaumen, Papaya, rote Trauben, eingeweichte Rosinen	Generell die meisten sauren Früchte: rohe, saure Äpfel, Bananen, saure Beeren, Cranberries, Grapefruits, Kakis, Kiwi, Pfirsiche, Rhabarber, Sauerkirschen, saure Orangen und Ananas, Zitronen

Gemüse	Generell alle süßen und bitteren Gemüse: Artischocke, gekochte rote Bete, Blumenkohl, grüne Bohnen, Brokkoli, Erbsen, Fenchel, Gurke, Karotten, Kohl, Koriandergrün, Kürbis, schwarze Oliven, Okra, süße Paprika, gekochte Pastinaken, Petersilienwurzel, Pilze, Porree gekocht, Rosenkohl, Sellerie, Spargel, Sprossen (nicht scharf), Wirsing, Zucchini, Zwiebel	Aubergine, scharfe Chilis, Knoblauch, Kohlrabi, Mais, Meerrettich, grüne Oliven, roher Porree, scharfe Radieschen oder Rettich, Spinat, Steckrüben, Tomaten, roher Zwiebel
Getreide	Amaranth, trockene Cerealien, Couscous, Dinkel, Gerste, Granola, Haferkleie, gekochte Haferflocken, Kekse, Pfannkuchen, Pasta, Quinoa, Reis (Basmati, weißer und Wildreis), Reiswaffeln, Weizen, Weizenkleie	Brot (mit Hefe oder Sauerteig), Buchweizen, trockene Haferflocken, Hirse, Mais, Müsli, Polenta, brauner Reis, Roggen
Hülsen-früchte	Schwarze Bohnen, weiße Bohnen, Erbsen (getrocknet), Kichererbsen, Kidneybohnen, braune und rote Linsen, Mungobohnen, Mung Dal, Sojabohnen, -milch, -mehl, Tofu	Miso, Sojasauce, Sojawürstchen
Milch-produkte	Ungesalzene Butter, Cottage Cheese, weicher, nicht salziger Frischkäse, Ghee, Kuhmilch, Ziegenmilch, weicher, ungesalzener Ziegenfrischkäse	Gesalzene Butter, Buttermilch, Hartkäse, Joghurt, saure Sahne
Gewürze	Frisches Basilikum, Zimt, Koriander, Kreuzkümmel, Dillsamen, Fenchelsamen, frischer Ingwer, Kurkuma, Minze, Safran, sowie in Maßen: Schwarzer Pfeffer, Kardamom, Petersilie und Vanille; süßes Chutney, Koriandergrün, Limette; Salz und schwarzer Pfeffer nur in geringen Mengen	Gewürzmischungen, Anis, Asafoetida (Hing), getrocknetes Basilikum, Cayennepfeffer, Fenchelsamen, getrockneter Ingwer, Lorbeerblatt, Knoblauch, Majoran, Mohn, Muskat, Nelken, Oregano, Paprika, Pippali (Langpfeffer), Salbei, Salz in größerer Menge, Senfsamen, Sternanis, Thymian; Chili, scharfes Chutney, Essig, Ketchup, Schokolade, Senf, Sesamsalz, Sojasauce, Salz in großen Mengen, Zitrone
Nüsse	Mandeln (eingeweicht und geschält), Kokosnuss	Cashews, Erdnüsse, Haselnüsse, Macadamianüsse, ungeschälte Mandeln, Paranüsse, Pekannüsse, Pinienkerne, Pistazien, Walnüsse
Samen	Flohsamen, Leinsamen, Popcorn (ohne Salz, mit Butter), Kürbiskerne in Maßen, Sonnenblumenkerne	Chiasamen, Sesam, Tahin
Fette/Öle	Ghee, Olivenöl, Leinöl, Sojaöl, Sonnenblumenöl, Walnussöl	Distelöl, Maisöl, Mandelöl, Sesamöl
Getränke	Ghee, Olivenöl, Leinöl, Sojaöl, Sonnenblumenöl, Walnussöl	Distelöl, Maisöl, Mandelöl, Sesamöl

Die meisten Kreuze
in der dritten Spalte:
Kapha ist Ihr stärkstes Dosha

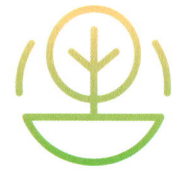

Charakteristika

Geist: detailorientiert, stabil, konsequent

Körper: robust, nimmt leicht zu und schwer ab

Haut: weich und feucht

Haar: kräftig, neigt dazu, rasch fett zu werden

Appetit: liebt es zu essen, hat aber eine langsame Verdauung

Alltagsroutine: methodisch und zuverlässig, mag Veränderungen nicht

Charakter: nachdenklich, verzeiht gerne, lieb, geduldig, herzlich, anhänglich, eher langsam

Konversation: unkompliziert und profund

Kaufverhalten: sparsam

Reaktion auf Stress: Lasst mich in Ruhe damit!

Mit starkem Kapha in Ihrer Konstitution verfügen Sie über einen tiefen Sinn für Stabilität und innere Ruhe. Ihr Körperbau ist kräftig und stabil, Sie können sich über ein gutes Energielevel und exzellente Ausdauer freuen.

Wenn Kapha allerdings ins Ungleichgewicht gerät, dann kann es zu unerwünschter Gewichtszunahme führen, zu Flüssigkeitseinlagerungen und Allergien. Auf der geistigen Ebene kann sich erhöhtes Kapha darin äußern, dass Sie sich gegen Veränderungen stemmen und mit Sturheit reagieren. Wenn Sie an Dingen, Gewohnheiten oder Ihrem Job festkleben und Beziehungen fortführen, obwohl sie schon lange nicht mehr bereichernd oder notwendig sind, kann das ein Hinweis auf eine Kapha-Dysbalance sein.

Um die Schwere von Kapha auszugleichen, achten Sie darauf, dass Sie sich regelmäßig körperlich betätigen, Sport machen. Essen Sie leichte, würzige Speisen und trennen Sie sich von Dingen, die Sie angesammelt haben, aber sicher nie mehr benutzen werden.

Ernährungsempfehlungen für Kapha

	empfohlen	zu vermeiden
Obst	Apfel, Aprikose, Beeren, Birnen, Cranberries, Granatäpfel, Kirschen, Pflaumen, Rosinen	Ananas, Avocado, Banane, Kokosnuss, Dattel, frische Feigen, Grapefruit, Kiwi, Melone, Orange, Papaya, Rhabarber
Gemüse	Generell scharf und bitter: Artischocken, Aubergine, Rote Bete, Blattsalat, Blumenkohl, grüne Bohnen, Brokkoli, Brunnenkresse, Chili, Fenchel, Karotten, Kartoffeln, Knoblauch, Kohlrabi, Koriandergrün, Mais, Petersilienwurzel, Porree, Radieschen, Rettich, Rosenkohl, Sellerie, Spargel, Spinat, Sprossen, gekochte Tomaten, Weizengras, Wirsing, Zwiebel	Gurke, Kürbis, Oliven (schwarz oder grün), Süßkartoffeln, rohe Tomaten, Zucchini
Getreide	Amaranth, Buchweizen, Cerealien (kalt, trocken oder gepufft), Couscous, Gerste, Granola, Haferflocken, Hirse, Kekse, Mais, Müsli, Polenta, Quinoa, Reis (Basmati oder Wildreis), Roggen, Weizenkleie	Brot (mit Hefe oder Sauerteig), Pfannkuchen, weißer Reis, Weizen
Hülsenfrüchte	Schwarze Bohnen, weiße Bohnen, getrocknete Erbsen, Kichererbsen, Linsen (rot und braun), Spalterbsen, Sojamilch, Sojawürstchen	Kidneybohnen, Miso, Sojabohnen, Sojakäse, Sojamehl, Sojasauce, kalter Tofu
Milchprodukte	Ziegenmilch (mager), Ziegenfrischkäse (ungesalzen), verdünntes Joghurt, Ghee in geringen Mengen	Butter, Eiscreme, Joghurt (pur, gefroren oder mit Früchten), Käse, Kuhmilch, saure Sahne
Gewürze	Fast alle Gewürze sind gut für Kapha. Chili, scharfes Chutney, Frühlingszwiebel, Koriandergrün, schwarzer Pfeffer, Senf (ohne Essig), Sprossen; Anis, Süßholz und Vanille nur in geringen Mengen	Salz, süßes Chutney, Essig und Eingelegtes, Ketchup, Mayonnaise, Limetten, Salz, Schokolade, Sesamsalz (Gomasio), Sojasauce
Nüsse	keine	alle
Samen	Chia, Popcorn (ohne Salz und Fett)	Sesam
Fette/Öle	In geringen Mengen: Mais-, Raps-, Sonnenblumen-, Mandelöl, Ghee	Avocado-, Kokos-, Oliven-, Distel-, Sesam-, Soja- und Walnussöl
Getränke	Aloe-vera-Saft, ungezuckerte direkt gepresste Fruchtsäfte, Gewürztee, Sojamilch	Eistee, koffeinhaltige Getränke, Getränke mit Kohlensäure, eiskalte Getränke, saure Getränke, kalte milchhaltige Getränke, Kakao, Kaffee, Limonaden, Mandelmilch, Multivitaminsaft, Orangen-, Papayasaft, Reismilch, Tomatensaft

Wie du lebst, so geht es dir

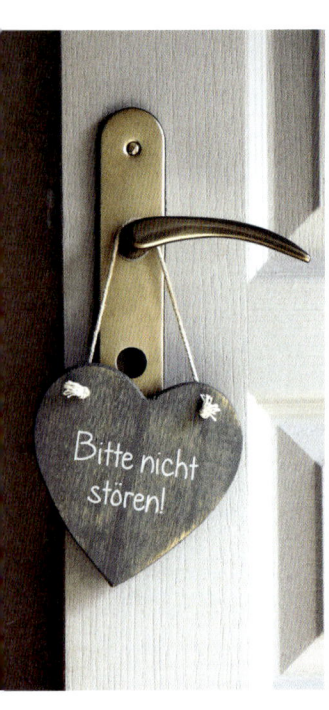

Damit wir uns wohlfühlen, müssen verschiedenste, zum Teil sehr unterschiedliche Faktoren zusammenspielen. Denn Wohlbefinden ist in jedem Fall ein Zustand der Balance, und zwar auf allen Ebenen – also keine eindimensionale Geschichte, sondern eine vielschichtige. Sich diese Ganzheit bewusst zu machen, ist der wichtige erste Schritt auf einem Weg, der Tag für Tag neu zu beschreiten ist.

Bitte nicht stören! Wer würde dieses Schild nicht gerne vor sein Leben hängen? Sie kennen das nur zu gut. Aus dem Nichts und ungefragt tauchen plötzlich Hindernisse, Probleme oder Ärgernisse auf und schon ist man wieder am Rudern. Solche Störungen, die von außen kommen, wie zum Beispiel schlechte Arbeitsbedingungen oder materielle Sorgen, werden deutlich wahrgenommen und als grobe Ungleichgewichte im gesamten System empfunden. Im Gegensatz dazu haben Dysbalancen, die auf der körperlichen, psychischen oder mentalen Ebene entstehen, ihre Auslöser zwar auch oft in der Außenwelt, doch sind sie anfangs meist von so subtilem Charakter, dass sie erst dann in die subjektive Wahrnehmung gelangen, wenn sie bereits gröbere Schäden angerichtet haben.

Spannend ist an den Störungen, die von außen kommen, dass es völlig gleichgültig ist, ob man daran selbst Schuld hat oder doch eher eine Naturkatastrophe der Auslöser ist. Wie man damit umgeht, darauf reagiert, ob man sich dadurch weiterentwickelt oder daran scheitert, hängt zu einem guten Teil von erlernten Strategien und durch das Umfeld geprägten Verhaltensmustern ab, aber natürlich auch zu einem gewissen Teil von der eigenen Persönlichkeitsstruktur. So unterschiedlich die verschiedenen (erlernbaren) Bewältigungsstrategien sein mögen, erfolgreiche Strategien unterscheiden sich von schädlichen dadurch, dass die positiven, aktiven Persönlichkeitsanteile gestärkt werden und die passive Opferhaltung verlassen wird. Warum das wichtig ist? Weil die Perspektive des Opfers ein klares Signal in Richtung „Dagegen bin ich machtlos" ist und bestenfalls Stagnation auslöst, im schlechtesten Fall aber unter hohem Energieverbrauch immer verheerendere Schäden anrichtet. Das Gefühl, etwas nicht bewältigen zu können, überfordert zu sein, löst Stress auf allen Ebenen aus: emotional, mental und physisch.

Lauf oder stirb!

Der Evolution sei es gedankt, dass wir mit einem erstklassigen Notfallprogramm ausgestattet sind. Wenn unvermutet der Säbelzahntiger um die Ecke kommt, wird blitzartig das Fluchtprogramm hochgefahren und wir können in Windeseile davonlaufen. Großartig!

Zwar sind die Konfrontationen mit Säbelzahntigern in den letzten Jahrtausenden deutlich zurückgegangen und komplexe Probleme lassen sich auch nur sehr begrenzt lösen, indem man die Beine in die Hand nimmt. Das Programm, das in unserem Körper in Stresssituationen abläuft, ist aber noch immer das Gleiche und aktiviert unser vegetatives Nervensystem, das durch die Freisetzung von körpereigenen Substanzen wie Adrenalin, dem Stresshormon Cortisol und einer Vielzahl anderer Botenstoffe unsere Organsysteme auf Fluchtreaktion schaltet. Allerdings flüchten wir nur noch selten, legen uns stattdessen vielleicht eher ein Magengeschwür zu, weil wir aus dem Stressmodus gar nicht mehr herauskommen. Selbst wenn der Stress auf psychischer Ebene nicht unbedingt wahrgenommen wird, was besonders bei jenen Menschen der Fall ist, die unter Druck zu ihrer Höchstform auflaufen, können die Folgen auf der körperlichen und der psychosomatischen Ebene langfristig verheerend sein.

Die wirksamsten Maßnahmen für ein gesundes Leben:

- Veränderung des Mindsets – Selbstfürsorge statt Opferhaltung
- Stärkung der Körperwahrnehmung in Richtung der eigenen Bedürfnisse
- Gesundes Leben – geregelter Tagesablauf mit gesundheitsförderlichen Elementen

Die Schaltzentrale im Bauch

Das vegetative Nervensystem, das um ein Vielfaches mehr Neuronen hat als unser Großhirn, ist vor allem um den Darm herum sehr komplex ausgebildet. Hinter dem Begriff „Bauchgefühl" steckt also vielleicht mehr, als man denkt. Weil das Vegetativum einen Großteil unserer Organfunktionen steuert, wird es auch gerne als autonomes Nervensystem bezeichnet, denn im Gegensatz zum Großhirn ist es nicht direkt durch unseren Willen steuerbar, sondern recht unbeeindruckt von bewussten Gedanken auf allen Ebenen des menschlichen Seins wirksam.

Die einzige Ausnahme ist die Atmung, die den größten Teil unseres Lebens selbstständig und unbeachtet abläuft, aber genauso auch mit dem Willen gesteuert werden kann. Aus diesem Grund wird der Atmung ein so wichtiger Stellenwert bei verschiedenen Entspannungstechniken eingeräumt, weil sie eine Schnittstelle zwischen Bewusstsein und Unbewusstem darstellt, einen direkten Zugang zum vegetativen Nervensystem bietet.

Gleichgewicht im Geist

Ein ausgeglichenes Vegetativum ist also die ganzheitliche Grundlage für Wohlbefinden und somit letztlich auch für die Gesundheit. Dafür müssen Körper, Seele und Geist im Einklang stehen, und das gelingt umso eher, je harmonischer und entspannter die einzelnen Ebenen sind. Wer sich je an Meditation versucht hat, hatte vielleicht auch das Glück, ihre positive Wirkung auf den Geist zu erleben. Subjektiv kann durch Meditation das Gefühl von Klarheit und Gelassenheit entstehen und Ruhe in einem sonst wild umherirrenden Geist einkehren. Objektiv lassen sich Veränderungen bei den Gehirnströmen von geübten Meditierenden im Elektroenzephalogramm (EEG) nachweisen. In den Genuss dieser wunderbaren Effekte der Meditation kommt man allerdings leider nur in den seltensten Fällen automatisch, sondern oftmals erst durch regelmäßige, konsequente Praxis. Für den Einstieg empfiehlt sich zum Beispiel eine Meditationsgruppe oder ein Retreat, in dem die Praxis vermittelt wird. Wem das zu viel Aufwand ist und damit stresserzeugend, der kann seinen Einstieg vielleicht mit geführten Meditationen aus dem Internet finden. Es gibt in Sachen Meditation viele unterschiedliche Wege, und es lohnt sich allemal, den individuell am besten geeigneten zu finden.

Gleichgewicht im Körper

Ganz genauso ist das mit Yoga. Das ist kein Zufall, wird doch Yoga gerne auch als „Meditation in Bewegung" beschrieben. Für die Harmonisierung des vegetativen Nervensystems ist Yoga aus genau diesem Grund eine besonders geeignete Methode. Durch die in hoher Konzentration ausgeführten Körperhaltungen (*Asanas*) kommt der Geist zur Ruhe. Auf der körperlichen Ebene verbessert sich durch die Bewegung sowohl die Durchblutung der Muskulatur als auch die der inneren Organe, der Bewegungsapparat wird flexibler und kräftiger, die Koordinationsfähigkeit wird gestärkt. Gezielte Arbeit mit der Atmung (*Pranayama*) unterscheidet Yoga von „normalem" Sport und bildet den direkten Zugang zum Vegetativum. Diese Ganzheitlichkeit seiner Wirkung ist es vermutlich, die Yoga zu einer so wertvollen Methode des umfassenden Wohlbefindens macht, die sich, basierend auf jahrtausendealtem Wissen, ungebrochener Beliebtheit erfreut. Gleichzeitig kann Yoga auch den Zugang zu achtsamer Lebensweise und Selbstfürsorge sein.

Das Wissen um ein gutes Leben

Obwohl uns der Gedanke gut gefallen würde, so kommt Gesundheit nicht allein durch gesunde Lebensmittel zustande – auch wenn uns die Werbung das mitunter gerne vermitteln möchte. Wie man am Dosha-Modell des Ayurveda erkennen kann, fängt das Dilemma der gesunden Ernährung schon damit an, dass wir als Individuen sehr unterschiedlich sind und nicht alles, was angeblich gesund ist, auch jedermann oder -frau guttut. Darüber hinaus gilt es auch, die äußeren Bedingungen, die auf uns einwirken, mit zu berücksichtigen, wie zum Beispiel die Tageszeit oder die Wetterbedingungen. Wahrscheinlich haben Sie schon selbst erlebt, dass es für das Wohlbefinden nicht sehr förderlich ist, spätabends schweres Essen zu sich zu nehmen. Und im Sommer essen wir lieber Eis als heiße, scharf gewürzte Suppen.

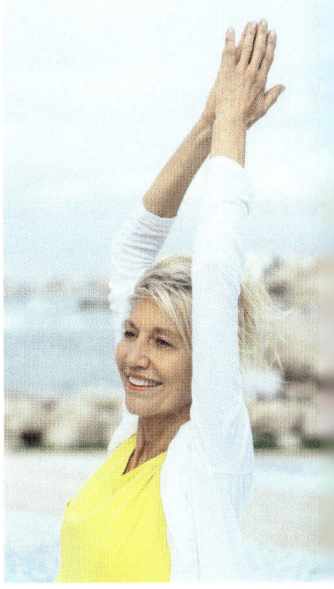

Die Art und Weise, wie wir unser Essen zu uns nehmen, ist also mindestens genauso wichtig für seine gesundheitsfördernde Wirkung wie die Lebensmittel, die wir verzehren. Darüber hinaus gibt es Regeln für einen gesunden Tagesablauf, die wir, wenn wir Glück hatten, schon in unserer Kindheit von zu Hause mitbekommen haben: Beim Essen wird nicht ferngesehen. Der Schlaf vor Mitternacht ist der gesündeste. Du sollst nicht im Stehen essen.

Im Ayurveda weiß man um die Wichtigkeit eines gesunden Tagesablaufs schon seit Tausenden Jahren, und es ist erstaunlich, wie sehr diese uralten Verhaltensregeln auch heute noch wirksam anwendbar sind. Das ist eigentlich nicht weiter verwunderlich, heißt doch Ayurveda „Wissen um ein gutes, langes Leben".

Grundregeln zur ayurvedischen Ernährung

Unabhängig von Konstitution und aktuellen Dosha-Schwankungen gibt es im Ayurveda einige allgemeingültige Regeln zur Ernährung, die Wohlbefinden und Gesundheit unterstützen. Sie gleichen die Doshas aus, stärken den Stoffwechsel (Agni), schützen vor Verdauungsstörungen und Toxinen (Ama) und fördern die Transportkanäle (Srotas), die für eine aktive Verdauung und Zellerneuerung notwendig sind.

→ ### Die richtige Menge

Essen in Maßen – zu viel wie auch zu wenig Nahrung verursacht Störungen. Die Füllung des Magens in vier Teilen: Zwei Teile feste Nahrung, ein Teil Flüssigkeit, ein Teil sollte leer bleiben.

→ ### Regelmäßig essen, keine Zwischenmahlzeiten

Regelmäßiges Essen und Vermeiden unkontrollierter Zwischenmahlzeiten ist äußerst wichtig für gute Verdauung. Am besten ist es, erst wieder zu essen, wenn die vorige Mahlzeit verdaut ist. Drei Mahlzeiten sind die Regel.

- Morgens ist unsere Verdauung noch träge: warmes, leichtes Frühstück.
- Mittags ist die Verdauungskraft am stärksten: Hauptmahlzeit
- Abends, ca. 3 Stunden vor dem Schlafengehen: leichte, warme Mahlzeit. Da abends der Körper am leichtesten verschlackt, keine blockierenden Nahrungsmittel wie Käse, Joghurt und säuerliche Speisen.

In angenehmer Atmosphäre in Ruhe essen und gut kauen

In Ruhe, aber nicht zu langsam essen, die Nahrung gut durchkauen, so wird Magen und Darm eine Menge Arbeit abgenommen. Dem Genuss beim Essen gilt die volle Aufmerksamkeit ohne Ablenkung. Viel reden, nebenbei fernsehen oder lesen mindert nicht nur den Genuss, sondern stört die Verdauung und kann sogar der Gesundheit schaden. Gegessen werden sollte an einem Ort, der Wohlbefinden hervorruft.

Zu den Mahlzeiten nicht trinken

Eine Stunde vor und nach dem Essen sollte man nichts trinken, um das Verdauungsfeuer nicht zu löschen. Als verdauungsfördernd hat sich aber das schluckweise Trinken von einem Glas heißem Wasser erwiesen. Ausnahmen vor dem Essen: verdauungsfördernde Tees, Ingwerwasser.

Hochwertige Nahrungsmittel, gekochte und selbst zubereitete Mahlzeiten

Nahrung sollte stets rein sein: hochwertig, frisch und mit Liebe zubereitet, am besten bio und wenig industriell bearbeitet, aus der Umgebung und saisongerecht. Möglichst selbst frisch kochen und warme Mahlzeiten zu sich nehmen.

Auf ausgewogenen Geschmack achten

Die ideale ayurvedische Mahlzeit sollte alle sechs Geschmacksrichtungen enthalten: süß, sauer, salzig, scharf, bitter, herb. Das Kochen mit Ghee (Butterfett) intensiviert den Geschmack und fördert die Verdauung.

Kombination von Nahrungsmitteln

Die lange Erfahrung des Ayurveda hat gezeigt, dass bestimmte Nahrungsmittel nicht miteinander kombiniert werden sollten, da sie sonst zu verschiedenen Erkrankungen führen (Einnahme innerhalb einer Stunde gilt als Kombination).

Milch darf nur mit bestimmten Nahrungsmitteln eingenommen werden: Mango, Weintrauben, Honig, Ghee, Butter, Ingwer, Pfeffer, Zucker, Reisflocken, Gerste, Amla.

Milch darf nicht kombiniert werden mit: Fisch, Fleisch, Mung Dal, saurem Obst, Rettich, Blattgemüse, Wein, Sesam, Senf, Zitronen, Bananen, Granatäpfeln, Salz.

Weitere schädliche Kombinationen:

- Fleisch mit Sprossen, Honig, Zuckerrohrprodukten
- Fisch mit Banane, Joghurt, Buttermilch
- Honig mit Rettich
- saure Früchte und Gemüse (Zitrusfrüchte, Beeren, Tomaten, Rhabarber) mit Milch, Joghurt, Topfen oder Kefir
- Ghee und Honig zu gleichen Teilen

Reinigung des Körpers

Im Ayurveda wird dem Vollbad der Vorzug gegeben gegenüber der Dusche. Die Belastung für die Haut durch tägliches Duschen kann man reduzieren, indem man Seife/Duschgel nur dort gezielt aufträgt, wo gründliche Reinigung angesagt ist und die anderen Körperbereiche nur mithilfe des darüber fließenden Wassers gereinigt werden.

Kein Zurückhalten natürlicher Bedürfnisse

Dringend abgeraten wird im Ayurveda davon, Bedürfnisse des Körpers zu unterdrücken. Wenn möglich, sollte es also nicht zurückgehalten werden, wenn Luft aus Körperöffnungen austreten möchte, Blase oder Darm entleert werden wollen etc. – mitunter kann dies jedoch gesellschaftlich problematisch sein.

Kein Tagesschlaf

Tagsüber zu schlafen wird als gesundheitsschädigend angesehen und daher ausdrücklich davon abgeraten. Wenn man so müde ist, dass man die Augen wirklich gar nicht mehr offen halten kann, ist ein kurzer „Powernap" von 15 Minuten maximal erlaubt. Dafür sollte man sich aber keinesfalls ins Bett legen, sondern auf der Couch und in Rückenlage mit leicht erhöhtem Oberkörper liegen.

Meditation und Yoga

Versuchen Sie, täglich je eine 15-minütige Einheit Yoga und Meditation in ihren Tagesablauf FIX einzuplanen. Zu welcher Tageszeit Sie das tun, entscheiden Sie am besten selbst nach Ihren Vorlieben, und auch, ob Sie beides gemeinsam, nacheinander oder getrennt machen.

Abendroutine

Für einen guten Schlaf ist es förderlich, abends gewisse Regeln einzuhalten bzw. zu berücksichtigen. Ebenso wie das Aufstehen bei Tagesanbruch empfohlen ist, wird auch davon abgeraten, nach Sonnenuntergang zu lange wach zu bleiben.

Vermeiden Sie es, vor dem Schlafengehen für Unruhe im Geist zu sorgen, indem Sie spannende Krimis konsumieren, aufregende Games spielen oder unnötige Informationen aufnehmen. Auch das Starren auf das helle Licht des Bildschirms ist spätabends schädlich, weil der hohe Blauanteil des Lichtes unseren Melatoninhaushalt durcheinanderbringt.

Die Zeit vor dem Zubettgehen verbringt man am besten mit wohltuenden Aktivitäten für Körper und Geist. Sie können zum Beispiel Ihre Beine und Füße mit Sonnenblumenöl einreiben, entspannende Musik hören oder etwas lesen, das Sie in gute Stimmung versetzt.

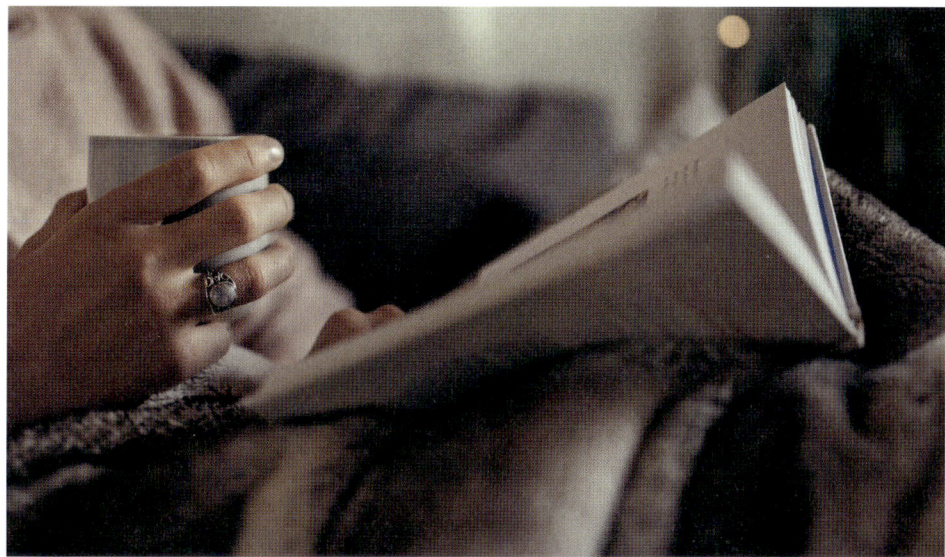

Ayurveda-Morgenritual

Eine geregelte Tagesroutine ist wichtig, um die innere Balance (wieder) herzustellen. Sie gibt nicht nur Halt, sondern unterstützt auch Verdauung und Stoffwechsel. Ein Tag, der gut beginnt, hat die besten Chancen, ein richtig guter Tag zu werden.

1. Zeitig aufwachen

Versuchen Sie, vor Tagesanbruch aufzustehen. Diese Tageszeit fördert einen friedlichen Geist und wache Sinne für den Rest des Tages. Das ist natürlich während der Wintermonate einfacher, wenn die Sonne später aufgeht.

2. Vor dem Aufstehen ein guter Gedanke

Bevor Sie das Bett verlassen, sprechen Sie (je nach Ihrer persönlichen Orientierung) ein Gebet, Mantra oder wählen Sie ein Motto für den Tag, das Ihnen passend erscheint und möglichst positiv formuliert ist.

3. Reinigung von Gesicht und Mund

Waschen Sie Ihr Gesicht mit kaltem Wasser ab und spülen Sie Ihren Mund aus. Spülen Sie Ihre Augen mit kühlem Wasser oder bei Brennen mit Bio-Rosenwasser und massieren Sie Ihre Augenlider, indem Sie sie zart reiben. Zwinkern Sie siebenmal und rollen Sie Ihre Augen in alle Richtungen. Trocknen Sie danach Ihr Gesicht mit einem frischen Handtuch.

4. Trinken Sie morgens als Erstes Wasser

Ein bis zwei Tassen warmes, abgekochtes Wasser reinigt den Verdauungstrakt, spült die Nieren und regt die Peristaltik an. Nicht zu empfehlen sind Kaffee oder schwarzer Tee auf nüchternen Magen, denn sie belasten Nieren und Nebennieren und verursachen Verstopfung.

5. Darmentleerung

Sie sollten es sich zur Gewohnheit machen, jeden Morgen zu etwa der gleichen Zeit auf die Toilette zu gehen und Ihrem Darm Zeit zu geben, in Bewegung zu kommen. Diese Routine und das morgendliche Wassertrinken regen Ihren Darm dazu an, sich zu entleeren. Dabei kann abwechselndes Atmen durch die Nasenlöcher ebenfalls unterstützen (ein Nasenloch zuhalten, einatmen, ausatmen, anderes Nasenloch zuhalten...).

6. Zunge schaben

Sanftes Schaben der Zunge von hinten nach vorne in kleinen Strecken (7 bis 14 Striche, bis die ganze Fläche abgeschabt ist) stimuliert die Organe, regt die Verdauung an und entfernt Schlacken.

7. Zähne putzen

Mit einer weichen Zahnbürste und Zahnpaste, die das ayurvedische Heilkraut Neem enthält

8. Ölziehen

Zur Stärkung von Zähnen, Zahnfleisch und Kiefer und zur Pflege der Stimme nehmen Sie warmes Sesamöl in den Mund, spülen es ein paar Mal hin und her und spucken es dann aus. Abschließend können Sie auch noch Ihr Zahnfleisch mit dem Finger massieren.

9. Kauen

Nehmen Sie eine Handvoll Sesamkörner in den Mund und kauen Sie sie sorgfältig. Das stärkt die Zähne und bewahrt das Zahnfleisch davor, sich zurückzuziehen. Wenn diese Prozedur am Morgen durchgeführt wird, stimuliert sie die Leber zum Entgiften und regt das Verdauungsfeuer an. Danach schrubben Sie die Zähne nochmals mit der Zahnbürste, aber ohne Zahnpasta.

10. Nasenölung – Nasya

3 bis 5 Tropfen warmes Ghee oder Öl (z. B. Sonnenblumenöl oder Vacha-Öl) morgens in jedes Nasenloch getropft befeuchten die Nasenschleimhaut, reinigen die Nebenhöhlen und – davon sind die Inder überzeugt – verbessern Stimme, Sehkraft und Intelligenz, weil ihrer Ansicht nach die Nase das Tor zum Gehirn ist.

Nun ist es Zeit fürs Frühstück

Das Frühstück sollte leicht und nicht zu trocken sein, idealerweise ein Brei, der warm gegessen wird. Wenn Sie um diese Zeit keinen Hunger haben, sollten Sie allerdings nicht frühstücken.

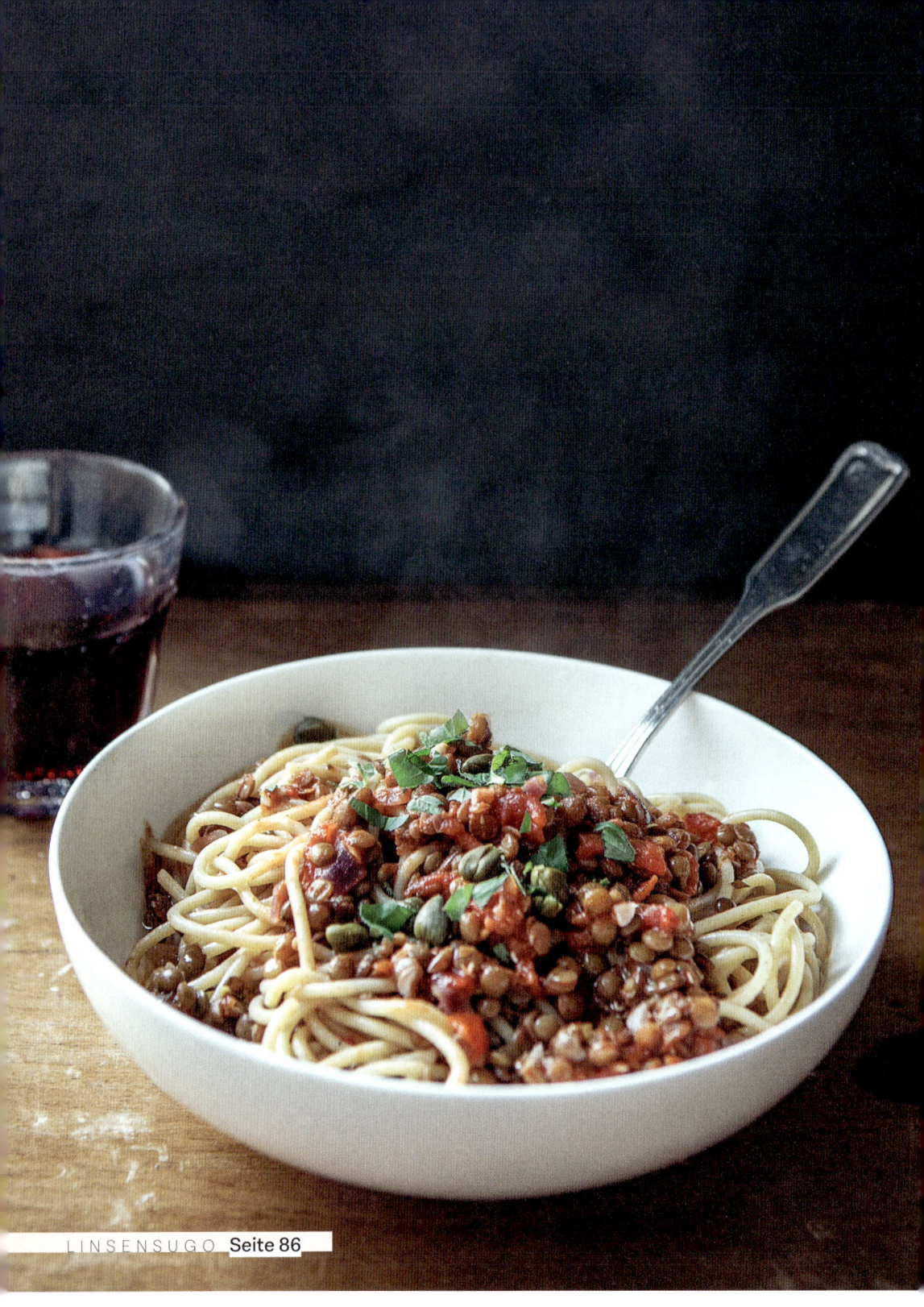

LINSENSUGO **Seite 86**

Kapitel 4
Rezepte

Bei allen Rezepten geht es darum, dass die verwendeten Zutaten von bester Qualität sind, also aus biologischer Herkunft und so frisch wie möglich.

Am liebsten koche ich mit geringem Materialaufwand, damit die Küche nicht im Chaos versinkt. Deswegen kommen ganz viele Rezepte mit nur einem oder zwei Töpfen oder Pfannen aus. Unverzichtbare Utensilien meiner Küche sind eine keramikbeschichtete Wokpfanne mit Glasdeckel sowie eine gusseiserne, ebenfalls keramikbeschichtete Kasserolle, in denen ich praktisch alles koche. Mein drittes Lieblingsteil ist ein höllisch scharfes Kochmesser aus Japan, mit dem ich jegliches Gemüse unfallfrei zerkleinere.

Rote-Bete-Suppe
mit Wasabi und Kokos

ZUTATEN
FÜR 4 PORTIONEN:

1 kleine Zwiebel, fein
gewürfelt

2 EL Kokosöl

2 kleine oder 1 sehr große
Rote Bete (Rote Rübe),
geschält und in 1 cm große
Würfel geschnitten

Gewürze: Salz, Pfeffer,
Kümmel, Garam Masala

½ Dose Kokosmilch

1 TL Wasabi

Evtl. etwas Balsamicoessig

ZUBEREITUNG

1. In einer Kasserolle Zwiebel in Kokosöl glasig anrösten, Rote-Bete-Würfel beimengen, würzen und gut erhitzen. So viel Wasser zugeben, dass die Rote Bete gut mit Wasser bedeckt ist. Auf kleiner Flamme 12 Minuten köcheln lassen. Falls nötig, Wasser nachgießen.

2. Die gekochte Rote Bete mit dem Pürierstab in einem hohen Gefäß (sonst sind die dunkelroten Spritzer überall!) oder im Cutter fein pürieren. In die Kasserolle zurückfüllen und wieder erhitzen. Mit Kokosmilch und Wasser nach Belieben aufgießen, sodass die Suppe – je nach Wunsch – eine cremige oder flüssige Konsistenz erhält.

3. Vom Herd nehmen und vorsichtig Wasabi einrühren – Achtung: Es ist höllisch scharf! Also lieber immer wieder kosten und kleinweise beigeben. Zum Schluss nochmals mit den Gewürzen abschmecken und bei Bedarf 1 kleinen Spritzer Balsamicoessig hinzufügen.

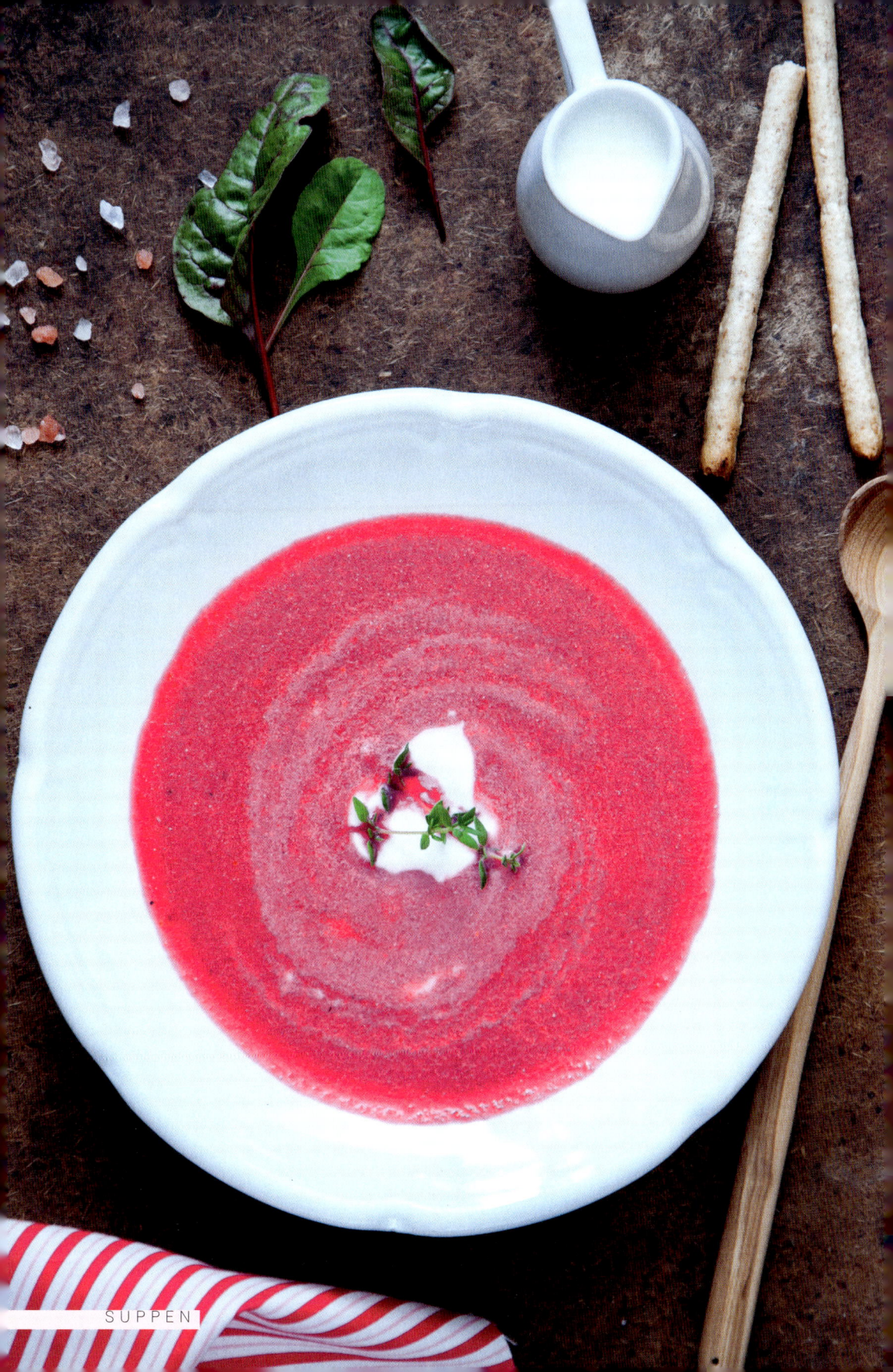

Rote Linsensuppe

ZUTATEN FÜR 4 PORTIONEN:

Gewürze: Kreuzkümmel, Ajwain (Königskümmel), Pippali (Langpfeffer), Pfeffer, Asafoetida (Hingh), Kurkumapulver, Koriandersamen, Bockshornklee, Salz, evtl. Chili

Etwas Ghee

1 daumennagelgroßes Ingwerstück, geschält und fein gehackt

1 Zwiebel, fein gehackt

Evtl. 1 Knoblauchzehe, fein gehackt

1 eher kleine Süßkartoffel, geschält und in Würfel geschnitten

3 Stangensellerie, in feine Streifen geschnitten

1 gute Handvoll rote Linsen

Frische Korianderblätter, fein gehackt

ZUBEREITUNG

1. Die Gewürze mörsern und – außer Bockshornklee, Salz und Chili – in heißem Ghee anbraten. Ingwer, Zwiebel und evtl. Knoblauch hinzufügen und anrösten.

2. Süßkartoffel, Stangensellerie sowie rote Linsen dazugeben und ebenfalls anbraten.

3. Mit mindestens ½ l Wasser aufgießen, den gemörserten Bockshornklee beigeben und aufkochen lassen. Mit Deckel auf kleiner Flamme mindestens 15 Minuten schwach kochen lassen.

4. Fertig ist die Suppe, wenn die Linsen cremig weich sind. Dann den Topf vom Herd nehmen und die Suppe mit Salz, Korianderblättern und Chili (je nach Dosha: für Vata wenig, für Pitta gar nicht und für Kapha ordentlich) abschmecken.

Je nach Wunsch kann die Suppe durch die Beigabe von mehr oder weniger Wasser verdünnt werden. Dazu eignet sich aber auch Kokosmilch sehr gut, die etwas Süße, ein wunderbares Aroma und Cremigkeit verleiht. Ein weiterer Geheimtipp sind Hefeflocken, die ganz viele Vitamine enthalten und die Suppe sowohl geschmacklich abrunden als auch sämig machen. Dazu z. B. 2 EL einrühren, wenn die Suppe schon knapp Esstemperatur hat. Die Vitamine sind nämlich nicht sehr hitzebeständig.

Grüne Bohnencremesuppe

1. Zwiebel und Knoblauch im Öl gut anbraten. Bohnenstücke beigeben, salzen, pfeffern und erhitzen.

2. Mit Kichererbsenmehl bestreuen, gut durchrühren und anbraten. Dann mit gut 1 l kaltem Wasser aufgießen, nochmals durchrühren. Bei geschlossenem Deckel zum Kochen bringen. Darauf achten, dass nichts übergeht.

3. Die Flamme ganz klein drehen, wenn die Suppe am Sieden ist. Bei spaltbreit geöffnetem Deckel so lange unter gelegentlichem Umrühren köcheln lassen, bis die grünen Bohnen nicht mehr hart, aber doch noch knackig sind.

4. Topf vom Herd nehmen, Pflanzensahne, Kräuter und Hefeflocken in die Suppe rühren. Mit Salz und Pfeffer abschmecken und falls nötig, vor dem Servieren nochmals kurz erhitzen.

ZUTATEN
FÜR 4 PORTIONEN:

1 kleine Zwiebel, in feine Streifen geschnitten

1 Knoblauchzehe, fein gehackt

3 EL Sonnenblumenöl

1 Handvoll grüne Bohnen, geputzt und in 1–2 cm breite Streifen geschnitten

Gewürze: Salz, Pfeffer, 2 EL Hefeflocken

½ Tasse Kichererbsenmehl

100 ml Pflanzensahne (Obers)

Fein gehackte frische Kräuter: Thymian, Petersilie, Majoran, Basilikum, Schnittlauch oder was sonst noch im Garten wächst (wer kein Eigenparadies hat, kann natürlich auf frische Kräuter aus dem Supermarkt oder der Tiefkühltruhe zurückgreifen)

Brokkolicremesüppchen mit frischen Kräutern

ZUTATEN FÜR 4 PORTIONEN:

½ Zwiebel

Etwas Ghee oder Kokosöl

1 nussgroßes Ingwerstück

1 Knoblauchzehe

1 Handvoll Brokkoli – am besten Strünke, die von einem anderen Gericht übrig geblieben sind

Gewürze: Salz, Pfeffer, Hefeflocken

Frische Kräuter nach Geschmack – z. B. Minze, Basilikum, Limettenblätter, Zitronenmelisse etc., gehackt (am besten nur eine Sorte; auch frische Wildkräuter eignen sich gut)

ZUBEREITUNG

1. Die Zwiebel kleinwürfelig schneiden und in Ghee oder Kokosöl anrösten. Ingwer und ganz wenig Knoblauch schälen, sehr fein schneiden und mitanrösten, Brokkoli in kleine Stücke schneiden und kurz mitrösten, dann mit etwa 300 ml Wasser aufgießen. Salz und Pfeffer beigeben. Aufkochen und 12 Minuten mit Deckel auf kleiner Flamme köcheln lassen.

2. Dann in der Küchenmaschine oder mit dem Pürierstab fein pürieren und durch ein Drahtsieb seien. Nochmals erwärmen, falls die Suppe schon zu stark ausgekühlt ist, aber nicht mehr kochen. Mit Salz, Pfeffer und Hefeflocken abschmecken, nochmals mit dem Pürierstab aufschlagen.

3. Frisch gehackte Kräuter erst kurz vor dem Servieren der Suppe hinzugeben.

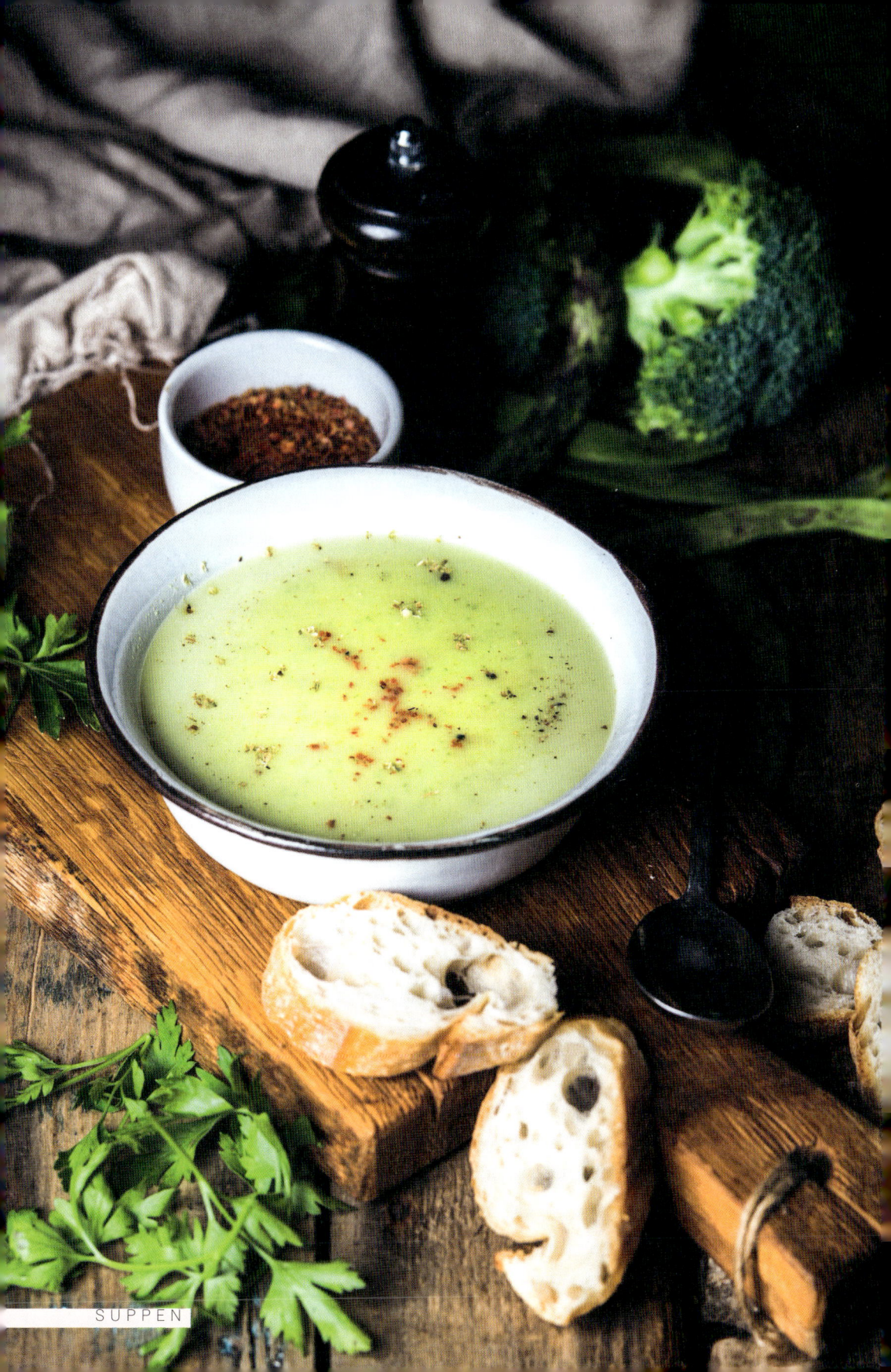

Kokos-Kohl-Kartoffel-Sabzi

ZUTATEN
FÜR 4 PORTIONEN:

6 mittelgroße Kartoffeln

1 Blumenkohl (Karfiol)

1 Zwiebel

1 EL Ghee bzw. Pflanzenöl

1 Tasse Kokosraspeln

Gewürze: 2 TL
Kurkumapulver, Salz,
Pfeffer, Garam Masala

1 EL Tomatenmark

½ Dose Kokosmilch

Etwas Koriandergrün oder
Petersilie, gehackt, zum
Darüberstreuen

ZUBEREITUNG

1. Die Kartoffeln schälen und in 1 cm große Würfel schneiden. Den Blumenkohl waschen und die Röschen abpflücken (die Strünke für Suppe aufheben). Zwiebel feinwürfelig schneiden.

2. In einem großen Topf (am besten aus Gusseisen) Ghee oder Pflanzenöl erhitzen, Zwiebel und Kokosraspeln darin anrösten. Kurkuma darüberstreuen und mitrösten.

3. Nun die gewürfelten Kartoffeln beifügen und mit Salz, Pfeffer und Garam Masala würzen. Das Tomatenmark dazugeben, alles durchrühren und auf kleiner Flamme etwa 10 Minuten bei geschlossenem Deckel köcheln lassen. Gelegentlich umrühren und etwas Wasser beigeben, falls sich die Kartoffeln anlegen.

4. Nach 10 Minuten Blumenkohlröschen in den Topf geben, nochmals durchrühren und weitere 10 Minuten bei geschlossenem Deckel auf kleiner Flamme dünsten.

5. Zum Schluss die Kokosmilch unterrühren. Das Gericht abschmecken und mit Koriandergrün oder Petersilie dekorieren.

Blumenkohl in Saté-Sauce

1. In einer großen Pfanne Zwiebel- und Paprikastreifen sowie Ingwer in Kokosfett oder Ghee anrösten. Blumenkohlröschen beifügen, würzen und ebenfalls anrösten.

2. Wenn alles ein wenig Farbe bekommen hat, mit wenig Wasser aufgießen und aufkochen lassen. Erdnussbutter einrühren.

3. Bei geschlossenem Deckel so lange auf kleiner Flamme dünsten lassen, bis der Blumenkohl eine angenehm bissweiche Konsistenz hat. Dann den Deckel abnehmen und die Flüssigkeit so weit verkochen lassen, bis die Sauce cremig ist bzw. schon so weit reduziert, dass sie die Blumenkohlröschen nur noch zart umhüllt. Zum Schluss nochmals abschmecken.

Basmatireis ist eine feine Beilage zu diesem Gericht.

½ Zwiebel, in Streifen geschnitten

½ roter Spitzpaprika, in Streifen geschnitten

3 kirschgroße Ingwerstücke, geschält und fein gehackt

1 EL Kokosfett bzw. Ghee

1 halber mittelgroßer Blumenkohl (Karfiol), in Röschen geteilt

Gewürze: Salz, Pfeffer, Pippali, 1 Msp. Bockshornkleepulver

2 EL Erdnussbutter (chrunchy)

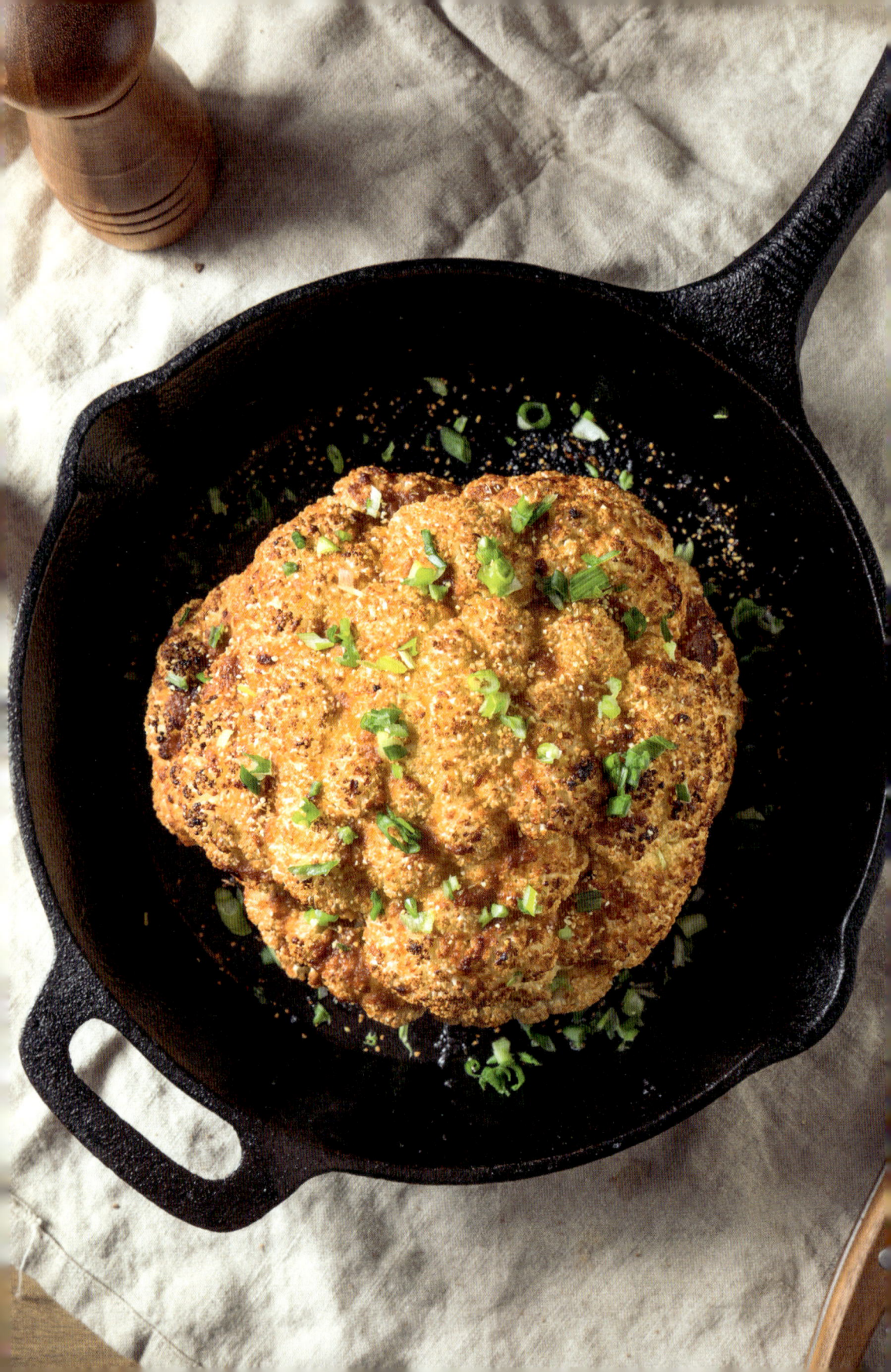

Gebackener Blumenkohl im Ganzen

ZUBEREITUNG

1. Backofen auf 170 °C vorheizen.

2. Den Blumenkohl in eine feuerfeste Glasschüssel mit Deckel geben, mit Ghee oder Olivenöl einstreichen, etwas Salz, Pfeffer und Gomasio darüberstreuen und ½ Tasse Wasser beigeben. Zugedeckt im Backofen ½ Stunde garen, dann den Deckel abnehmen und bei Oberhitze noch so lange weiterbacken, bis die Oberfläche knusprig gebräunt ist.

3. Zum Anrichten einfach halbieren.

Zum Blumenkohl schmeckt ein Dal sehr gut.

ZUTATEN
FÜR 2 PORTIONEN:

1 großer Blumenkohl (Karfiol), von den Deckblättern befreit, der Strunk kurz geschnitten

1 EL Ghee oder Olivenöl

Gewürze: Salz, Pfeffer, Gomasio (Sesamsalz)

Grün-oranges Curry

**ZUTATEN
FÜR 2 PORTIONEN:**

1 TL Ghee bzw. Kokosöl

½ Zwiebel, in Ringen

1 kirschgroßes Ingwerstück, geschält und fein gehackt

Evtl. 1 Knoblauchzehe, fein gehackt

Evtl. Limettenblätter, gehackt

Gewürze nach Geschmack: z. B. Kreuzkümmel, Kurkumapulver, Korianderpulver, Pfeffer, Pippali, Asafoetida (Hingh) – oder auch eine gute Currymischung, Salz

3 Karotten, in feinen Scheiben

1 Handvoll Brokkoliröschen

1 Tasse Kokosmilch

Bei Bedarf Petersilie oder Koriandergrün, gehackt

ZUBEREITUNG

1. Fett in einer großen Pfanne oder im Wok erhitzen und Zwiebel, Ingwer, evtl. Knoblauch und Limettenblätter, Gewürze (außer dem Salz) und Karotten darin anbraten. Dann die Brokkoliröschen unterrühren und mitanbraten, salzen und mit wenig Wasser aufgießen.

2. Deckel aufsetzen und ca. 10 Minuten dünsten, bis das Gemüse gar ist (es sollte bissfest und nicht zerkocht sein, der Brokkoli satt grün und nicht braun).

3. Schließlich den Deckel vom Topf nehmen und das Curry weiterköcheln lassen, bis das Wasser ganz verdampft ist. Vielleicht noch etwas anrösten, dann mit Kokosmilch ablöschen und nochmals abschmecken. Wenn gewünscht, mit ein wenig Petersilie oder Koriandergrün bestreut anrichten.

Als Beilage eignen sich Chapati (siehe Seite 103) oder Basmatireis.

Grüne-Bohnen-Curry
in leichter Kokos-Limetten-Sauce

1. Ingwer, Zwiebel, Cashews, Kreuzkümmel und Kurkuma in einer tiefen Pfanne kräftig anrösten (wer eine Curry-mischung verwendet, muss diese nicht vorab anrösten, gute Mischungen sind vorgeröstet).

2. Die Paprikastreifen und grünen Bohnen beigeben und kurz überbraten. Salzen und mit ca. ½ Liter Wasser aufgie-ßen, zugedeckt 12 Minuten köcheln lassen.

3. Wenn die Bohnen bissfest gegart sind, Deckel ab-nehmen und Flüssigkeit nach Belieben einkochen lassen. Kokosmilch und Limettensaft beigeben und mit den Ge-würzen abschmecken.

4. Zum Anrichten mit Hanfsamen bestreuen.

Als Beilage schmecken Basmatireis oder selbst gemachte
Fladenbrote (siehe Rezept Seite 103)!

1 kirschgroßes Ingwerstück, geschält und fein gehackt

½ Zwiebel, feinstreifig geschnitten

1 Handvoll Cashews

Gewürze: Kreuzkümmel, Kurkumapulver, Salz, Bockshornkleepulver, Asafoetida (Hingh) – oder einfach eine gute, nicht zu scharfe Currymischung

½ roter Spitzpaprika, in Streifen geschnitten

¼ kg grüne Bohnen, geputzt und in ca. 3 cm lange Stücke geschnitten

2 EL Ghee oder Pflanzenöl

½ Dose Kokosmilch oder 1 Tasse Kokos-Reis-Drink

Saft von 1 Limette

2 EL Hanfsamen, geschält

Kichererbsencurry
mit Brokkoli

**ZUTATEN
FÜR 2 PORTIONEN:**

1 EL Ghee oder Pflanzenöl

½ Zwiebel, feinstreifig geschnitten

Gewürze: z. B. Kurkumapulver, Kreuzkümmel, Korianderpulver, Pfeffer – oder Madras Curry, Salz

1 Handvoll Brokkoliröschen

1 Handvoll Süßkartoffelstücke

1 Tasse Kichererbsen, gekocht

2 TL Tahin (Sesampaste)

1 milder roter Pfefferoni, in feine Ringe geschnitten

ZUBEREITUNG

1. Ghee oder Pflanzenöl in einer Pfanne Fett erhitzen. Zwiebelstreifen und Pfefferoniringe darin anschwitzen. Falls Sie „Einzelgewürze" verwenden, auch diese mit den Zwiebeln im Fett anrösten.

2. Nun Brokkoli und Süßkartoffel beigeben, salzen und etwas anbraten. Dann die Kichererbsen zufügen, würzen und mit 2 Tassen Wasser aufgießen. Sobald das Wasser köchelt, den Deckel aufsetzen und 10 Minuten bei sanfter Hitze garen lassen.

3. Inzwischen Tahin in einer Tasse mit 2 EL heißem Wasser (oder noch besser mit dem Saft aus der Pfanne) glatt rühren.

4. Am Ende der Garzeit Tahin in das Curry einrühren und nochmals abschmecken.

Mit Basmatireis oder hausgemachtem Fladenbrot (siehe Seite 103) servieren.

Kichererbsen zubereiten

Getrocknete Kichererbsen muss man auf alle Fälle bereits am Tag vor dem Kochen in Wasser einweichen (Wasser ein- bis zweimal tauschen). Auch ist eine relativ lange Kochzeit erforderlich (siehe Packung). Längeres Kochen und, wenn möglich, „gewechseltes" Kochwasser sorgen angeblich für die beste Verträglichkeit. Falls Sie vorgekochte Kichererbsen verwenden, unbedingt die Flüssigkeit abgießen und – noch besser – die Hülsenfrüchte in einem Sieb mit kaltem Wasser abwaschen.

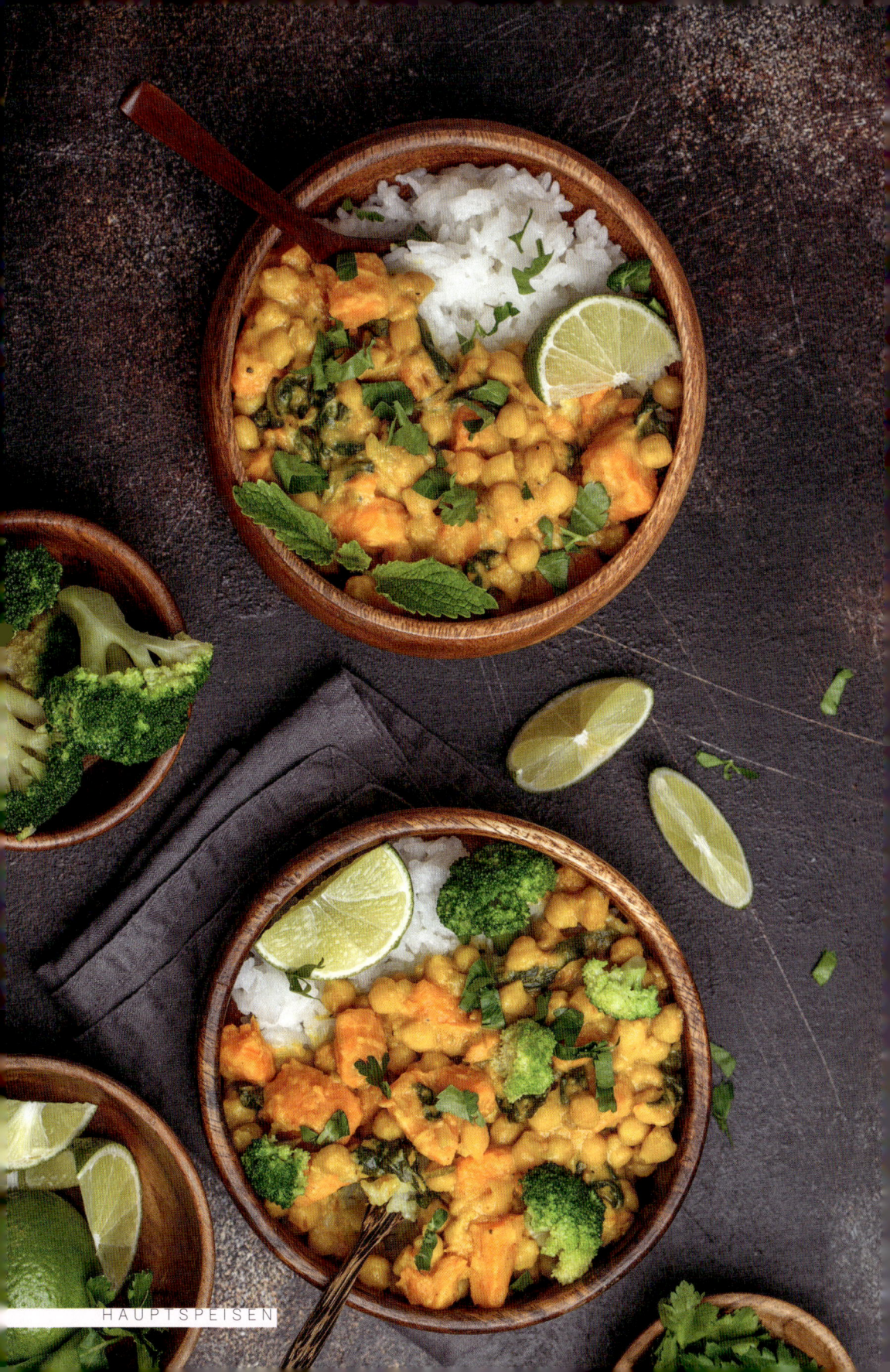

Hot Pot
mit Wirsing und Tofu

ZUTATEN FÜR 2 PORTIONEN:

1–2 Jungzwiebeln

1 Knoblauchzehe

1 EL Ghee

1 Stück Räuchertofu (ca. 150 g)

½ roter Spitzpaprika

Gewürze: Salz, Pfeffer, Kümmel, süßes Paprikapulver, Majoran

2 mittelgroße Kartoffeln, geschält und geschnitten

½ Süßkartoffel, geschält und geschnitten

1 Handvoll Rosenkohl (Kohlsprossen), halbiert

2 Wirsingblätter (Kohlblätter), ohne Blattrispen, in Streifen geschnitten

1 EL Tomatenmark

Evtl. etwas Speisestärke

ZUBEREITUNG

1. Jungzwiebeln der Länge nach halbieren und in Streifen schneiden, Knoblauch schälen und fein hacken, beides zusammen in Ghee anbraten.

2. Tofu und Paprika in Stücke schneiden, beimengen und anbraten. Sobald alles gut angeröstet ist, würzen und mit etwa 300–500 ml Wasser aufgießen. Kartoffeln und Süßkartoffeln, Rosenkohlhälften und geschnittene Kohlblätter beigeben und aufkochen lassen. Dann auf kleiner Flamme bei geschlossenem Deckel 12 Minuten sanft köcheln lassen.

3. Zu guter Letzt Tomatenmark unterrühren und mit den Gewürzen nochmals sorgfältig abschmecken. Sollte der Eintopf zu flüssig geworden sein, mit etwas Speisestärke, die in kaltem Wasser angerührt wurde, eindicken (nach dem Beifügen erneut aufkochen lassen).

Faktencheck zum Thema Soja und Brustkrebs

Immer wieder fragen mich verunsicherte Patientinnen mit hormonrezeptorpositivem Brustkrebs, ob sie denn Sojaprodukte essen dürften – man hört ja Unterschiedliches. Dass japanische Frauen seltener an Brustkrebs erkranken als Frauen im Westen wurde auf die traditionelle japanische Ernährung mit vielen Sojaprodukten zurückgeführt. Man identifizierte die Isoflavone als schützende Bestandteile und empfahl deren (hochdosierte) Einnahme zum Schutz gegen Brustkrebs. Mit dem Effekt, dass das Brustkrebsrisiko stieg. Also lautete die nächste Ernährungsempfehlung: ein striktes Nein zu Soja.

Mittlerweile hat sich aber die Einsicht durchgesetzt, dass die Wirkstoffe der Sojabohne in ihrer Gesamtheit Schutz gegen Krebs bieten können, während ein einzelner und hochdosierter Wirkstoff auch Schaden anrichten und das Gegenteil bewirken kann. So gilt heute die Empfehlung: Ja, Soja in Maßen, kein Problem.

Dreierlei Dosha-Dal

ZUBEREITUNG

1. Gewürze (kein Salz!) in Ghee anrösten, Mungbohnen hinzufügen und ebenfalls kurz anrösten. Mit 2 Tassen Wasser aufgießen.

2. Den Dal auf ganz kleiner Flamme etwa 20 Minuten mit geschlossenem Deckel köcheln lassen und nicht umrühren. So lange kochen, bis die Mungbohnen zu zerfallen beginnen. Salz erst beifügen, wenn die Hülsenfrüchte gekocht und wirklich durch sind, denn es würde den Garprozess verlängern.

Mit Basmatireis servieren (oder auch als Beilage genießen)!

VARIATIONEN ENTSPRECHEND DER DOSHAS:

Dal für Vata enthält etwas schärfere, wärmende Gewürze, die vor allem die Verdauungskraft anregen, und mehr Ghee.

Dal für Pitta wird mit Kokosöl verfeinert, das kühlt. Gut machen sich hier auch Limettenblätter oder Zitronengras. Mit den Gewürzen, vor allem mit Schärfe sehr zurückhaltend umgehen!

Dal für Kapha darf ruhig ordentlich scharf sein und soll wenig Fett enthalten.

Mung Dal genießt im Ayurveda hohes Ansehen und gilt als die gesündeste Hülsenfrucht für alle Konstitutionstypen. Es handelt sich dabei um geschälte Mungbohnen, die ähnlich aussehen wie gelbe Linsen. Erhältlich ist Mung Dal in gut sortierten Reformhäusern und Bioläden.

ZUTATEN
FÜR 2 PORTIONEN:

Gewürze: Kreuzkümmel, Kurkumapulver, Korianderpulver, Pfeffer, Pippali, Asafoetida (Hing) – oder auch eine gute Currymischung

2 TL Ghee oder Kokosöl

1 Tasse geschälte Mungbohnen (Mung Dal)

Salz

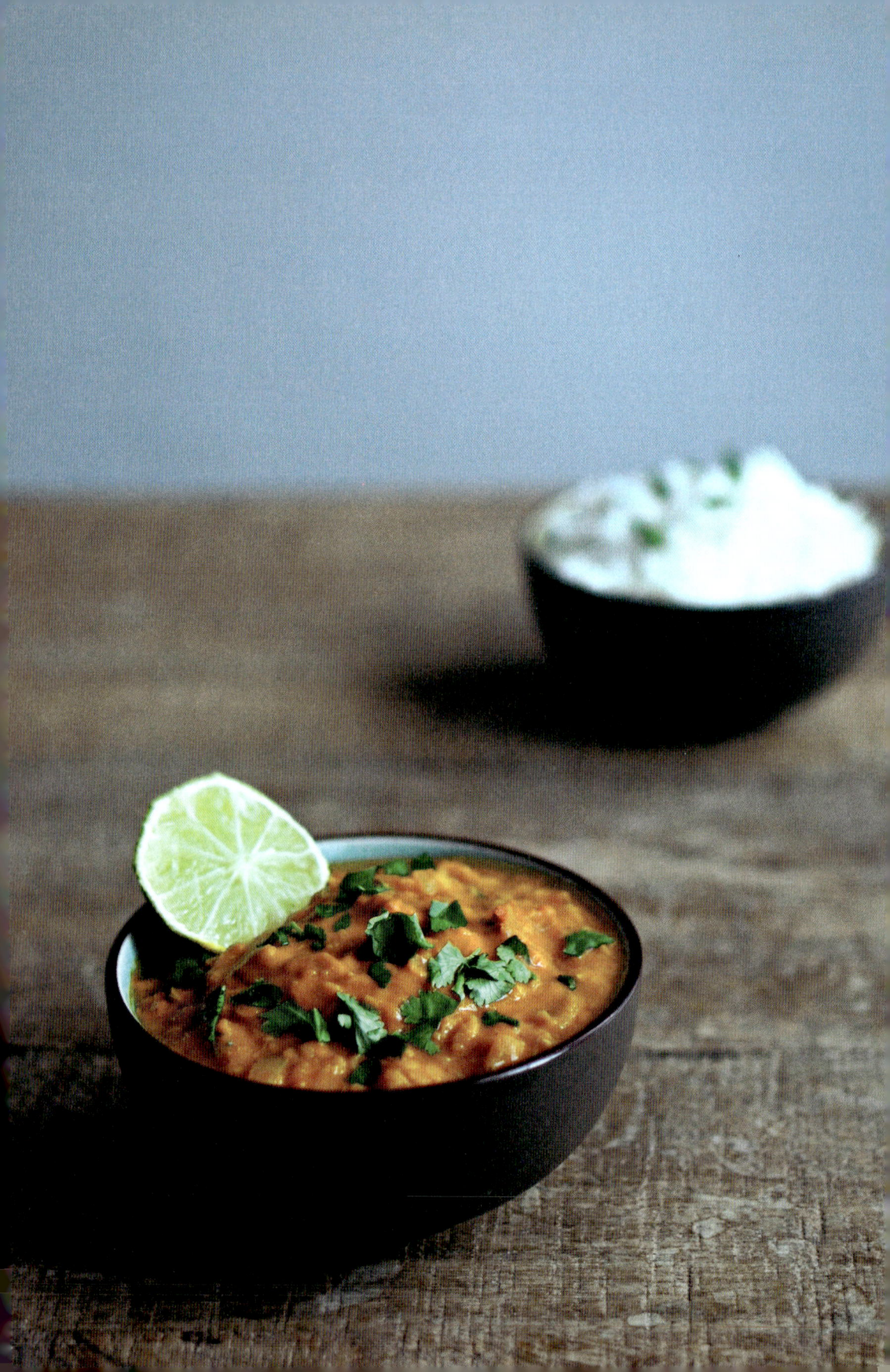

Rote-Linsen-Dal

ZUBEREITUNG

1. Rote Linsen in 1 EL Ghee 3 Minuten lang leicht erhitzen, beiseitestellen. Karotten, Zucchino und Sellerie in kurze Stifte, Tomaten in Scheiben, Zwiebel in Ringe und Paprika in kleine Würfel schneiden.

2. Kurkuma und Kreuzkümmel in 2 EL Ghee langsam anrösten, bis die Kreuzkümmelsamen zu platzen beginnen. Hitze reduzieren, Zwiebelringe hinzufügen und anlaufen lassen, bis sie leicht braun sind, dann Karotten und Sellerie untermischen. Mit $^1/_8$ l Wasser ablöschen. Das Wasser einkochen lassen, dann Paprika und Tomaten zufügen. Schließlich die Linsen beigeben, mit ½ l Wasser aufgießen und garen.

3. Nach etwa 5 Minuten Zucchinistifte und Kümmel untermischen. Wenn die Linsen weich sind, mit Salz, Chili und Madras Curry abschmecken. Zum Schluss Kokosmilch unterrühren und den Dal nicht mehr aufkochen.

Zum Dal schmeckt z. B. ein Basmatireis besonders gut (es kann aber auch selbst eine schmackhafte Beilage sein!).

ZUTATEN FÜR 4 PORTIONEN:

250 g rote Linsen

3 EL Ghee

2 Karotten

1 Zucchino

1 Scheibe Sellerie

1 kleine Tomate

1 kleine Zwiebel

1 roter Paprika

Gewürze: Kurkumapulver, Kreuzkümmel, Kümmel, Salz, Chili, Madras Curry

$^1/_8$ l Kokosmilch

Spicy Kürbis aus dem Ofen mit Sesamsößchen

ZUTATEN FÜR 2 PORTIONEN:

1 mittelgroßer Hokkaido-Kürbis

1 roter Spitzpaprika

1 Tasse Kokosflocken

½ Tasse Sesamsamen

1 EL Mandelblättchen

1 Prise Bockshornkleepulver

Gewürze: Salz, Pfeffer, Chilifäden, 1 TL Madras Curry

½ Tasse Olivenöl

1 EL Ghee

2 EL Mandelmehl

1 EL Tahin (Sesampaste)

1 TL Kokosblütenzucker (zur Not tut's auch Rohrzucker)

Petersilie oder frisches Koriandergrün, gehackt, zum Dekorieren

Als Beilage eignet sich hervorragend Basmatireis. Zum Anrichten den Reis in kleine Schüsseln drücken, stürzen und Gemüse und Sößchen rundherum platzieren. Je nach Lust und Laune mit Petersilie oder Koriandergrün und Chilifäden anrichten.

ZUBEREITUNG

1. Backofen auf 190 °C vorheizen.

2. Den Kürbis von rauen Stellen an der Schale befreien (muss nicht geschält werden!) und der Länge nach halbieren. Die Kerne und das faserige Innenleben mit einem Suppenlöffel auskratzen.

3. Kürbishälften und roten Paprika in mundgerechte Stücke zerteilen und in eine Schüssel geben. 3 EL Kokosflocken, Sesamsamen und Mandelblättchen, Bockshornklee, etwas Salz, Pfeffer, einige Chilifäden und die Hälfte des Olivenöls mit den Gemüsestücken durchrühren.

4. Eine ofenfeste Form mit dem restlichen Olivenöl einfetten, die Gemüsemischung darauf verteilen und ins obere Drittel des Backofens stellen. Nach 20 Minuten einmal durchrühren und weitere 10 Minuten fertig braten (nicht zu lange, sonst wird's matschig!).

5. Für das Sößchen Ghee in einem kleinen Topf erhitzen, die restlichen Kokosflocken darin anbräunen, Mandelmehl und Madras Curry einstreuen und kurz anrösten. Mit 1 Tasse Wasser aufgießen, gut durchrühren und aufkochen lassen.

6. Auf kleiner Flamme etwas einkochen lassen, dann vom Herd nehmen und Tahin sorgfältig einrühren (Vorsicht, dass sich auch alle Klümpchen auflösen!). Mit Salz und etwas Pfeffer, Madras Curry sowie Kokosblütenzucker abschmecken.

7. Vor dem Anrichten bei Bedarf noch einmal leicht anwärmen.

Herbstliche Kürbispfanne mit Pfifferlingen und Spinat

1. Zwiebelstreifen und evtl. Knoblauch in Ghee bzw. Öl anbraten. Die Paprikastreifen und dann die Pfifferlinge dazugeben, salzen und pfeffern. ½ Tasse Wasser beifügen und bedeckt ein paar Minuten köcheln lassen, bis das Wasser verdampft ist.

2. Nun die Kürbisstücke beigeben, nochmals würzen, mit 1 Tasse Wasser aufgießen und zugedeckt weitere 10 Minuten auf kleiner Flamme schmoren lassen. Die Spinatblätter erst ganz zum Schluss zufügen und nur kurz mitköcheln. So viel Wasser nachgießen, dass eine dickflüssige Sauce entsteht, die mit Pflanzensahne noch ein wenig cremiger gemacht werden kann.

3. Mit Salz und Pfeffer abschmecken und nach Geschmack ein wenig Hefeflocken beigeben.

Dazu passt am besten Basmatireis.

ZUTATEN
FÜR 2 PORTIONEN:

½ Zwiebel, in Streifen geschnitten

Evtl. 1 kleine Knoblauchzehe, klein gehackt

Etwas Ghee oder Pflanzenöl zum Anbraten

½ roter Spitzpaprika, in Streifen geschnitten

1 Handvoll Pfifferlinge (Eierschwammerl), gut geputzt

Gewürze: Salz, Pfeffer, evtl. Hefeflocken

¼ Hokkaido-Kürbis mit Schale, entkernt und in mundgerechte Stücke zerteilt

1 Handvoll frischer Babyspinat oder 2 Portionsbällchen tiefgekühlter Blattspinat

Evtl. etwas pflanzliche Sahne (Obers)

Kürbiskern-Buchweizen-Crêpes

ZUTATEN
FÜR CA. 4 CRÊPES:

½ Tasse Kürbiskernmehl

1 Tasse Buchweizenmehl

1 Prise Salz

Kräuter nach Geschmack

Etwas Ghee oder Pflanzenöl

ZUBEREITUNG

1. Kürbiskernmehl und Buchweizenmehl (im Verhältnis 1:2) mit Wasser zu einem dickflüssigen, gießfähigen Teig vermengen. Etwas Salz und nach Belieben Kräuter zugeben. Ziehen lassen.

2. Ghee oder Pflanzenöl in einer Pfanne erhitzen. Teig dünn eingießen und zu einem Crêpe braten. Nacheinander 4 Crêpes zubereiten.

Mit Spicy Kürbis als Füllung (siehe Seite 84) schmecken die Crêpes allerfeinst.

Linsensugo

ZUTATEN
FÜR 4 PORTIONEN:

1 Knoblauchzehe, geschält und fein gehackt

½ Zwiebel, feinwürfelig geschnitten

3 EL Olivenöl

1 Dose Tomatenwürfel oder 2–3 frische Tomaten, geschält und in Würfel geschnitten

1 Dose Tellerlinsen, gut abgespült

150 ml Rotwein

Gewürze: Salz, Pfeffer, evtl. Hefeflocken

Frische Kräuter (Rosmarin, Thymian, Oregano, Basilikum etc.), gehackt, oder eine Trockenkräutermischung nach Geschmack

ZUBEREITUNG

1. Knoblauch und Zwiebel im Olivenöl gut anbraten. Tomatenwürfel, Linsen und Rotwein beifügen, salzen und pfeffern sowie mit getrockneten Kräutern würzen.

2. Unter gelegentlichem Rühren gut einkochen lassen. Nochmals abschmecken. Knapp vor dem Anrichten mit frischen Kräutern und Hefeflocken vermengen und über die frisch gekochte Pasta verteilen.

Bei diesem Sugo zahlt es sich besonders aus, auf Vorrat zu kochen und das „Ergebnis" in kleine Gläser abzufüllen. Damit ist dann im Nu ein schnelles, sehr leckeres Gericht gezaubert. Heiß abgefüllt und gut verschlossen hält sich das Sugo mehrere Tage im Kühlschrank (meiner Erfahrung nach sind 4 Wochen auch kein Problem, allerdings ist meist schon vorher alles aufgegessen).

Servieren Sie das Sugo mit Vollkornpasta und, wenn Sie mögen, mit einem knackigen Salat.

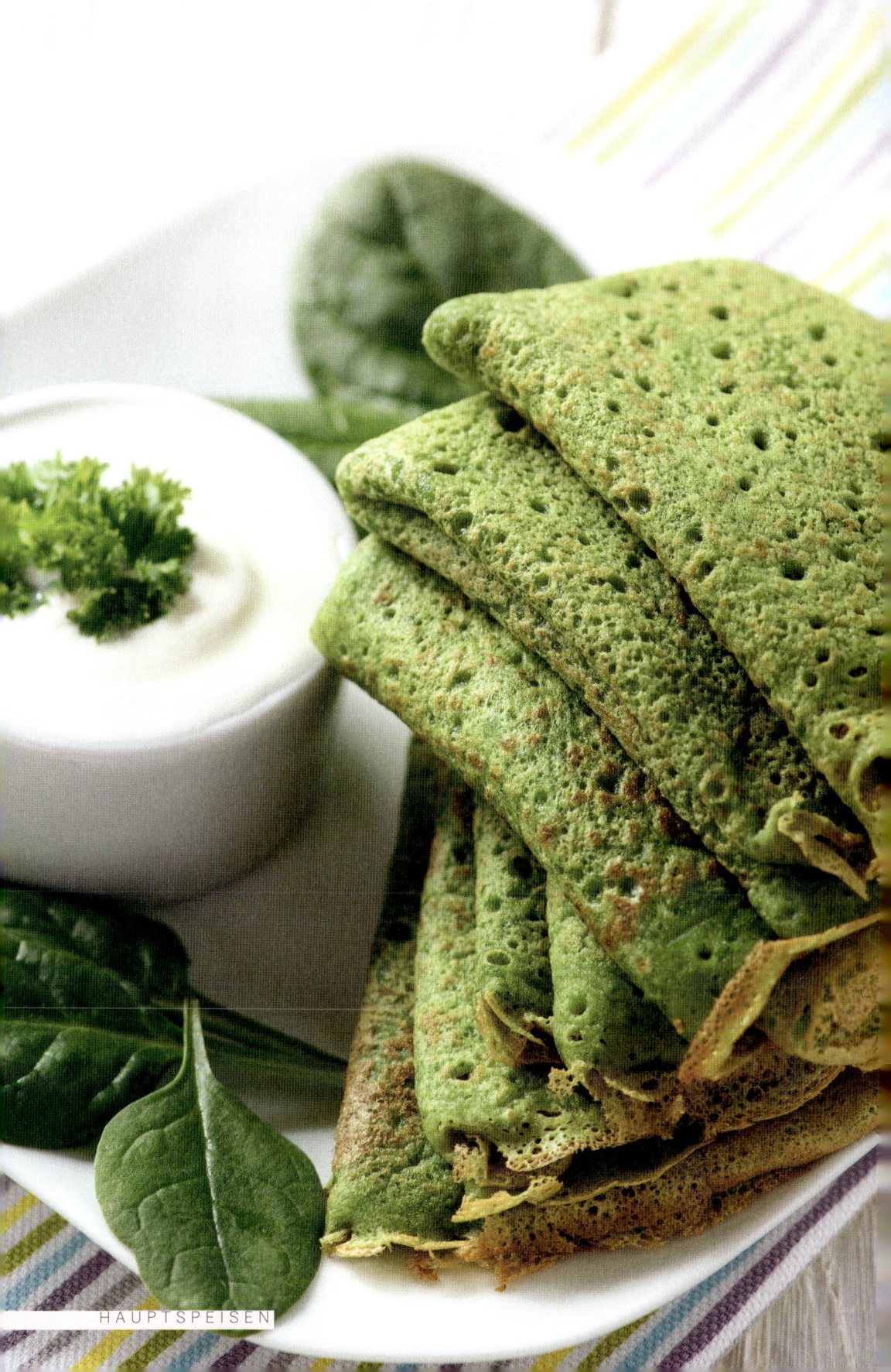

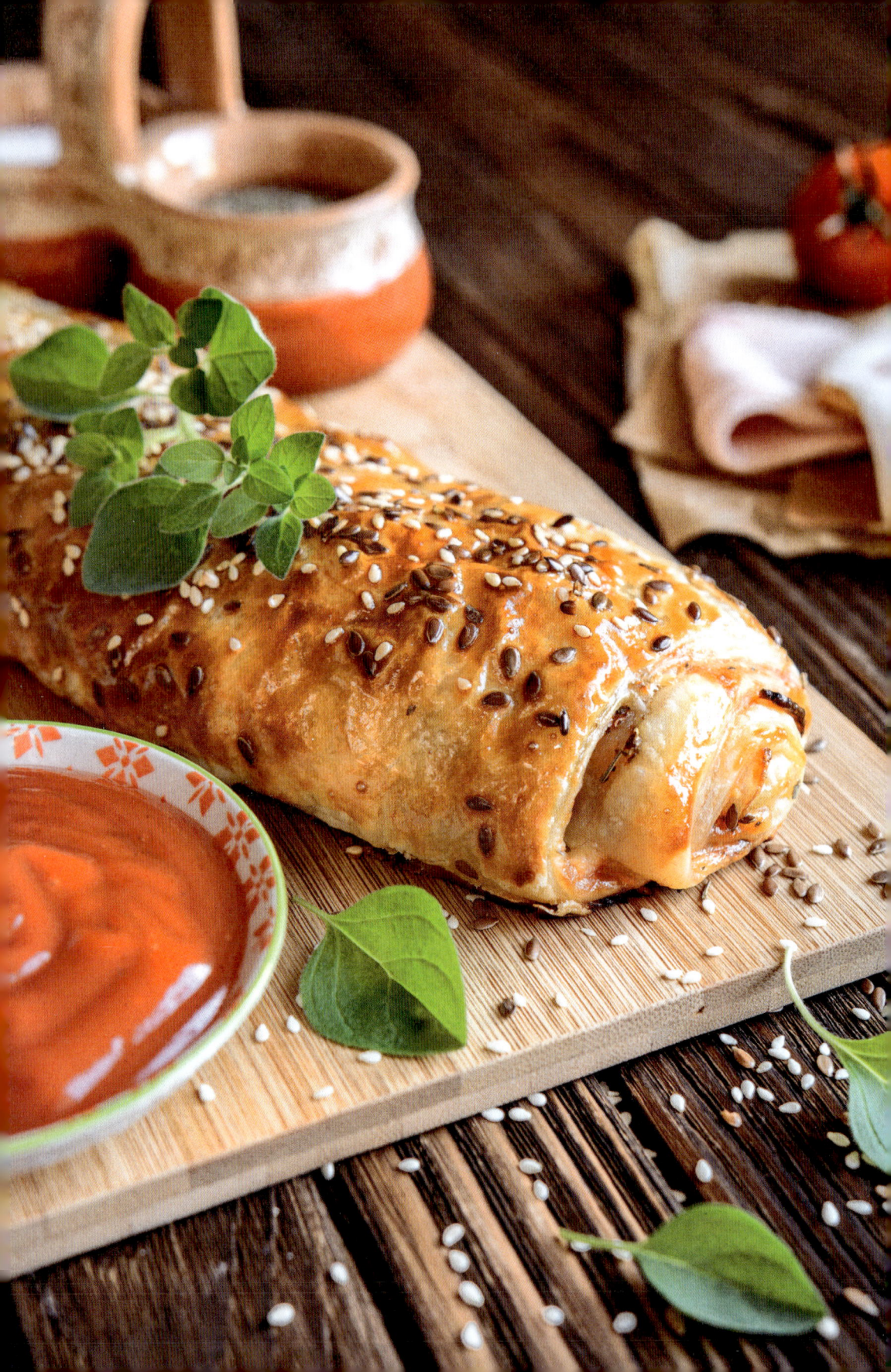

Krautstrudel mit Kräuterdip

ZUBEREITUNG

1. Die Strudelblätter wie auf der Packung angegeben bereitlegen.

2. Für die Fülle Zwiebel und Räuchertofu in Öl anbraten. Nach und nach Zucchino und Weißkohl beigeben und ebenfalls anbraten. Gewürze beimengen, mit 1 Tasse Wasser aufgießen, abgedeckt etwa 12 Minuten köcheln lassen, bis das Wasser verdampft ist.

3. Die fertige Fülle nochmals abschmecken und auf die vorbereiteten Strudelblätter verteilen. Strudel einrollen.

4. Die Oberfläche mit Öl einstreichen und mit Sesam und evtl. grobkörnigem Salz bestreuen. Im Backofen nach Packungsangabe backen.

5. Für den Dip die Kräuter mit Salz und Pfeffer ins Sojajoghurt einrühren, abschmecken, fertig.

6. Strudel in Scheiben schneiden und mit dem Dip anrichten.

Wer Knackiges braucht: Ein Salat passt gut zum Strudel.

ZUTATEN
FÜR 2 STRUDEL:

1 Pkg. gezogener Strudelteig (4 Strudelblätter)

1 Zwiebel, feinwürfelig geschnitten

250 g Räuchertofu, in kleine Würfel geschnitten

1 Zucchino, in Würfel geschnitten

1 Weißkohl (Weißkraut) ohne äußere Blätter und Strunk, geviertelt und in Streifen geschnitten

Gewürze: Salz, Kümmel, Majoran, Pfeffer

Öl zum Anbraten der Fülle und zum Bestreichen der Strudel

Sesamkörner zum Bestreuen

FÜR DEN
KRÄUTERDIP:

Reichlich frische Kräuter: Petersilie, Schnittlauch, Basilikum, Thymian etc., fein gehackt

Etwas Salz und Pfeffer

250 ml Sojajoghurt

Tricolore-Power-Bowl
mit Brokkoli, Karotten und Quinoa

ZUTATEN FÜR 2 PORTIONEN:

1 Tasse Quinoa

2 große oder 3 kleinere Karotten, in Würfel geschnitten

1 Handvoll Brokkoliröschen (dürfen auch noch tiefgekühlt sein)

1 Handvoll Kichererbsen, gekocht

2 ⅛ Tassen Wasser

Gewürze: 5 Safranfäden, zermörsert, Salz, Pfeffer, Currypulver nach Geschmack

ZUBEREITUNG

1. Sämtliche Zutaten in eine Kasserolle geben, erhitzen und 15 bis 20 Minuten bei kleiner Flamme mit beinahe geschlossenem Deckel garen.

Dieses Gericht ist nicht nur extrem gesund, es ist auch noch super einfach zuzubereiten. Besonders dann, wenn Sie einen Reiskocher Ihr Eigen nennen. Dann geben Sie nämlich alle Zutaten gemeinsam in den Reiskocher und schalten diesen ein – den Rest erledigt der chinesische Küchenhelfer. Natürlich geht es auch im Topf genauso gut, nur muss man eben achtgeben, dass nichts überkocht oder zum Schluss anbrennt.

Wenn Quinoa übrig geblieben ist, eignet sich die Power-Bowl auch hervorragend zur Resteverwertung. Quinoa in der Pfanne mit vorgegarten Brokkoli- und Karottenstückchen sowie den Kichererbsen anrösten und mit einer Currymischung würzen.

Servieren Sie die Bowl mit einem Dal und Salat.

Mangoldröllchen

ZUTATEN
FÜR 2 PORTIONEN:

ZUBEREITUNG

HÜLLE: **1.** Mangoldblätter vom Strunk lösen und den Stängel knapp unterhalb des Grünansatzes abtrennen. In einem Topf Wasser erhitzen, Mangoldblätter einlegen und blanchieren. Wasser abgießen, mit kaltem Wasser abschrecken und im Wasser liegen lassen, um das Aneinanderkleben zu verhindern.

FÜLLE: **2.** Reisflocken in ein Sieb geben und mit Wasser abduschen. Sonnenblumenkerne gut in Öl anrösten. Lauch und Karottenraspel zugeben und anlaufen lassen, bis der Lauch gelblich-glasig wird, die fein gemörserten Gewürze sowie einen Teil der Sesamsamen zugeben und noch kurz mitrösten. Etwas auskühlen lassen.

3. Reisflocken nochmals abduschen und leicht abtropfen lassen. Etwas Masse nehmen und ein Bällchen formen, um festzustellen, ob der Reis schon zusammenhält. Wenn nein: etwas feuchter machen und erneut testen. Reisflocken mit der gerösteten Masse vermischen und mit Salz abschmecken.

4. Mangoldblätter auf ein Küchentuch legen, leicht abtupfen. Die für ein Mangoldblatt passende Menge der Fülle nehmen, zu einer kleinen Walze formen und in ein Mangoldblatt einrollen. Auch den Rest von Fülle und Mangold auf diese Weise verarbeiten.

5. Die fertigen Rollen eng in eine Pfanne schlichten, mit Öl beträufeln und mit Sesamsamen bestreuen.

6. Bei 150 °C Umluft im Backofen etwa 20 Minuten erhitzen.

FÜR DIE HÜLLE:

8 Mangoldblätter

FÜR DIE FÜLLE:

150 g Reisflocken

Sonnenblumenkerne (nicht mehr als 60 g)

10 cm Lauch, fein geschnitten

2 kleine Karotten, fein geraspelt

Gewürze: Salz, Pfeffer, Kreuzkümmelsamen, Asafoetida (Hing), Gelbwurz, frische oder getrocknete und fein gehackt, bzw. gemörserte Curryblätter

Sesamsamen nach Geschmack

Etwas Sonnenblumenöl

Zu Happen geformt, ist die Fülle (ohne Mangoldblätter) ein guter Snack für unterwegs.

Die Röllchen werden mit einem Dal zu einer ausgiebigen Mahlzeit (oder passen als Beilage).

Überbackener Chicorée

2–4 Stück Chicorée (je nach Größe)

Etwas Olivenöl

Gewürze: Salz, Pfeffer, Gewürze nach Geschmack wie Kreuzkümmel, Curry, Garam Masala

Evtl. etwas Knoblauch, gehackt

3 EL Tahin (Sesampaste)

1 EL Kapern

1 Schalotte, feinstreifig geschnitten

Evtl. Sesamkörner

ZUBEREITUNG

1. Backofen auf 160 °C Heißluft bzw. 180 °C Ober-/ Unterhitze vorheizen.

2. Chicorée halbieren und von angewelkten Blättern und Strunk befreien. Keilförmig einschneiden.

3. Nebeneinander mit der Schnittfläche nach oben in eine ofenfeste Form einlegen, mit Olivenöl beträufeln, salzen und pfeffern.

4. Tahin in einer kleinen Schüssel mit etwas warmem Wasser glattrühren, Salz, Pfeffer und Kapern beigeben, je nach Vorliebe noch mit diversen Gewürzen und Knoblauch abschmecken.

5. Die Schalottenstreifen in einer Pfanne glasig anbraten, die Tahin-Mischung hinzugeben und alles gut vermengen. Über die Chicoréehälften gießen, eventuell noch mit Sesamkörnern bestreuen.

6. Im Backofen auf einer höheren Schiene für maximal 20–25 Minuten überbacken, bis die Chicoréeblätter an den Rändern leicht angebräunt sind (keinesfalls zu lange garen!).

Chicorée und Dal sind eine wunderbare Kombination. Probieren Sie es aus!

Risotto mit Radicchio

1. Ghee oder Sonnenblumenöl in einer Kasserolle erhitzen und Zwiebel darin glasig anbraten. Risottoreis hinzufügen und unter ständigem Rühren gut erhitzen. Mit etwa ½ l Wasser ablöschen, salzen, pfeffern und sanft aufkochen. Den Radicchio beigeben und dabei ständig weiterrühren (Risottokochen ist Handarbeit!).

2. Das Wasser so weit abkochen lassen, bis der Boden beim Umrühren fast sichtbar ist, und dann mit Rotwein aufgießen. Weiterrühren, nach und nach immer wieder so viel Wasser beigeben, dass der Risotto dickflüssig bleibt, und – richtig! – weiterrühren.

3. Wenn die Reiskörner die richtige Konsistenz haben und die Flüssigkeit fast ganz verkocht ist, Sahne einrühren und noch kurz erwärmen.

4. Abschließend mit Salz, Pfeffer und 1 Prise geriebener Muskatnuss abschmecken. Vor dem Servieren Parmesan bzw. Hefeflocken unterziehen.

ZUTATEN
FÜR 2 PORTIONEN:

2 EL Ghee oder Sonnenblumenöl

½ Zwiebel, feinwürfelig geschnitten

1 Tasse Risottoreis

Gewürze: Salz, Pfeffer, Muskatnuss

1 tennisballgroßer Radicchio, halbiert, vom Strunk befreit und in feine Streifen geschnitten

100 ml Rotwein

100 ml Sahne (Obers) oder Pflanzensahne

½ Tasse Parmesan, frisch gerieben, oder Hefeflocken

Risotto rosso

ZUTATEN
FÜR 2 PORTIONEN:

1 EL Kokosöl

½ Zwiebel, fein gehackt

1 kleine Rote Bete (Rote Rübe), geschält und in kleine Würfel geschnitten

Gewürze: Salz, Pfeffer, Kümmel, Garam Masala

1 Tasse Risottoreis

½ Tasse Kokosmilch

ZUBEREITUNG

1. Kokosöl in einer Kasserolle erhitzen, Zwiebel darin glasig anbraten, Rote-Bete-Würfel unterrühren und ebenfalls ein wenig anbraten.

2. Würzen, den Risottoreis unterrühren und mit 2 Tassen Wasser aufgießen. Gut durchrühren und unter ständigem Rühren so lange köcheln lassen, bis die Reiskörner bissfest sind. Dabei nach Bedarf immer genau so viel Wasser nachgießen, dass sich das Ganze nicht anlegt und cremig bleibt. Wenn der Reis weich genug ist, die Flüssigkeit einkochen lassen.

3. Mit Kokosmilch aufgießen und zum Schluss nochmals abschmecken. Das Risotto sofort anrichten.

Nachhaltigkeit im Haushalt

Zum Glück ist es schon so etwas wie ein Trend geworden, Plastik zu reduzieren. Das ist nicht nur für die Umwelt gut, sondern auch für Menschen, die ihr Krebsrisiko senken möchten: Plastikverpackungen enthalten krebserregende Zusatzstoffe und können diese auch freisetzen – sowohl Plastikdosen als auch -folien und besonders die alten Teile, die schon lange in Verwendung sind.

Wenn ich „vorkoche" oder zu viel gekocht habe, fülle ich die noch heißen Speisen in leere Marmeladen- oder Gurkengläser mit Schraubdeckel und verschließe diese gut. Die ausgekühlten Gläser kommen in den Kühlschrank, wo sie gut sichtbar in Augenhöhe stehen (und nicht in der Tiefkühltruhe verschwinden!). Die so konservierten Speisen schmecken besser als Aufgetautes, halten sich etliche Tage im Kühlschrank und lassen sich in dieser Form auch gut mitnehmen, zum Beispiel in die Arbeit.

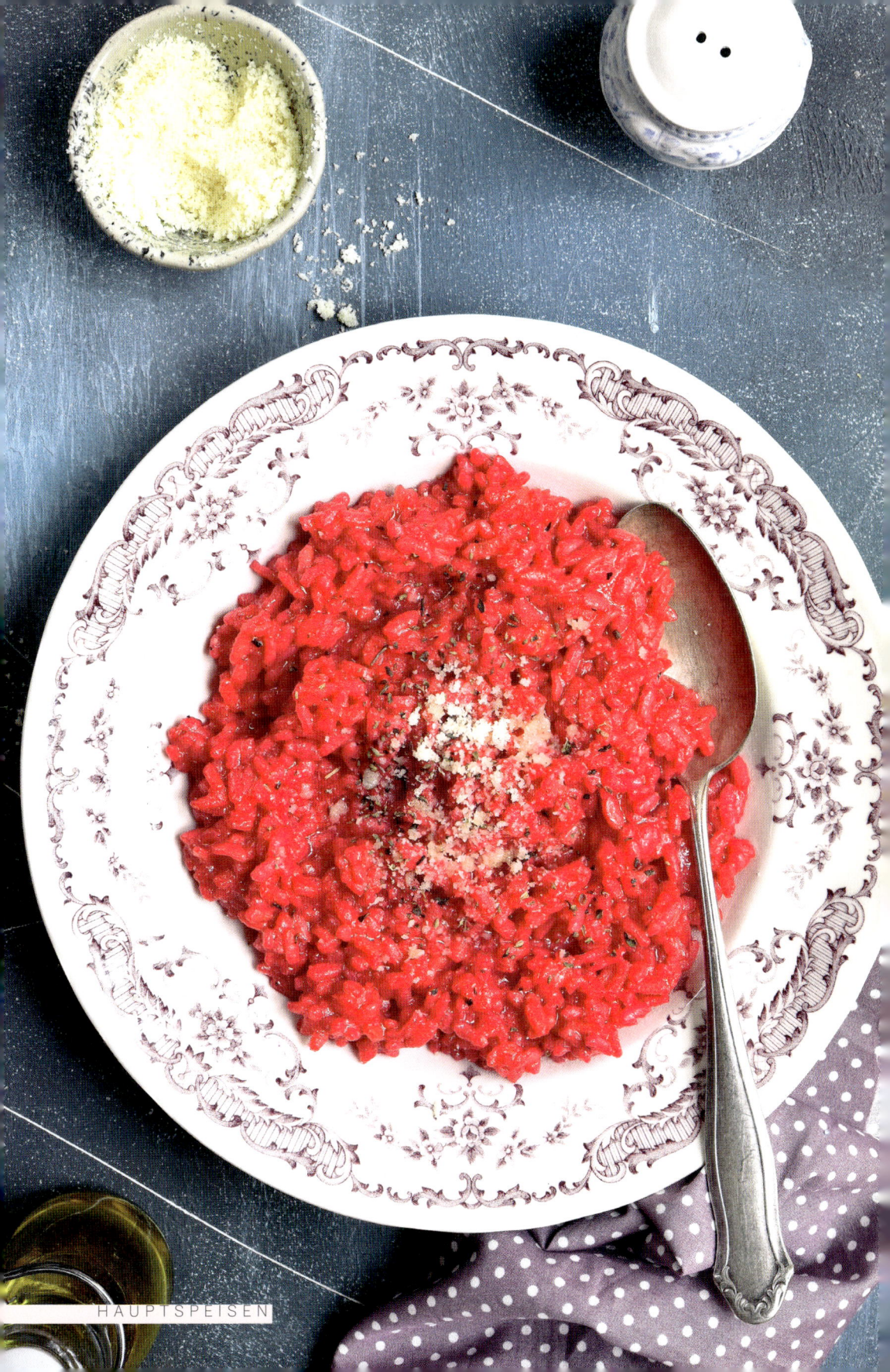

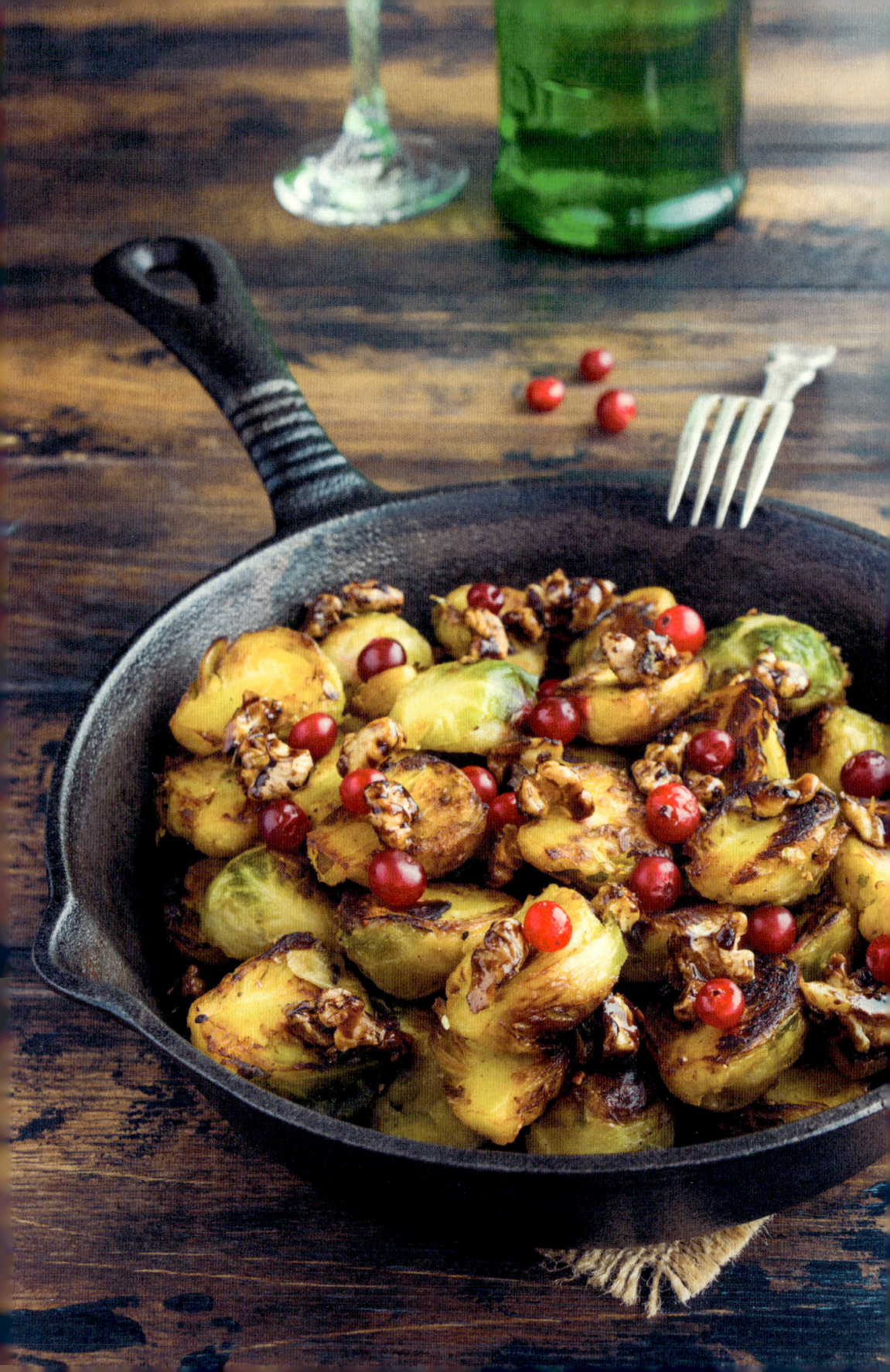

Gebratener Rosenkohl mit karamellisierten Walnüssen und Preiselbeeren

1. Walnüsse in einer hitzebeständigen, nicht beschichteten Pfanne trocken anrösten, bis sie zu bräunen beginnen. Den Zucker darüberstreuen und unter ständigem Rühren zum Karamellisieren bringen. Weiterrühren, bis der Zucker vollständig geschmolzen ist und die Walnüsse überzogen hat. Dann die Walnüsse auf einen kalten Teller geben.

2. Wenn sich die Masse verklumpen sollte, einfach mit einer Tasse Wasser aufgießen, den Klumpen auflösen und das Wasser verdampfen lassen.

3. Das Fett in derselben Pfanne erhitzen. Den Rosenkohl dazugeben, leicht salzen und gut anbraten, sodass er eine schöne Farbe bekommt.

4. Die Preiselbeeren hinzufügen und mit etwas Wasser aufgießen. Bei geschlossenem Deckel zumindest 10 Minuten garen, jedenfalls bis der Rosenkohl durchgegart ist, aber noch nicht zerfällt. Dann den Deckel abnehmen und das restliche Wasser verdampfen lassen, die Walnüsse unterziehen und nochmals mitrösten. Zum Schluss mit Salz und Pfeffer abschmecken.

ZUTATEN FÜR 2 STRUDEL:

1 Handvoll ausgelöste Walnüsse

3 EL Rohrohrzucker

2 EL Ghee oder Pflanzenöl

250 g Rosenkohl (Kohlsprossen), halbiert

Salz, Pfeffer

1 Handvoll Preiselbeeren

Brokkolischmarren

ZUTATEN
FÜR 2 PORTIONEN:

1 Zwiebel, in Ringe
geschnitten

1 Brokkoli ohne Strunk,
in Röschen geteilt
(die Strunkteile sind
hervorragend für eine
Brokkolicremesuppe
geeignet – siehe Seite 70)

2 EL Ghee oder Pflanzenöl

4 Kartoffeln, gekocht,
geschält und in 1 cm dicke
Scheiben geschnitten

Salz und Pfeffer

2 EL geschälte Hanfsamen

ZUBEREITUNG

1. In einer tiefen Pfanne Zwiebelringe in 1 EL Fett leicht anbräunen. Brokkoliröschen zugeben, salzen und kurz anbraten. Mit 2 Tassen Wasser aufgießen und zugedeckt 10 Minuten köcheln lassen.

2. Dann den Deckel abnehmen und die restliche Flüssigkeit verkochen lassen.

3. 1 EL Fett und die Kartoffeln beigeben, mit Salz und Pfeffer abschmecken und knusprig anbraten.

4. Vor dem Anrichten mit Hanfsamen bestreuen.

Mit Salat zum Schmarren wird's noch grüner!

Asianudeln mit Frühkraut aus dem Wok

ZUBEREITUNG

1. Reisnudeln nach Packungsanleitung zubereiten (oft reicht es, sie in kaltes Wasser einzulegen).

2. Ghee oder Öl im Wok erhitzen, Knoblauch und Ingwer darin leicht anbräunen. Frühlingszwiebeln und Frühkraut-streifen beifügen, gut anbraten. Mit 1 Spritzer Sojasauce würzen, mit 1 Tasse Wasser aufgießen und bei geschlossenem Deckel mit geringer Hitze etwa 10 Minuten (oder so lange, bis das Kraut nicht mehr „zu bissfest" ist) garen lassen.

3. Dann den Deckel entfernen und unter kräftigem Rühren das noch vorhandene Wasser verdampfen lassen. Eventuell noch etwas Fett hinzugeben und die vorbereiteten Nudeln untermengen. Unter kräftigem Rühren bei guter Hitze anbraten.

4. Mit 1 Spritzer Sojasauce, ein paar Spritzern Sesamöl und Pfeffer gut abschmecken und zum Schluss, falls vorhanden, Pak Choi beimengen. Nochmals durchrühren und gleich anrichten.

Statt Pak Choi oder Chinakohl können auch Sojasprossen verwendet werden.

Bei sehr hohen Außentemperaturen können die Asianudeln auch abgekühlt als Salat gegessen werden. Dazu vielleicht mit 1 Spritzer Limettensaft verfeinern.

ZUTATEN
FÜR 2 PORTIONEN:

160 g Reisnudeln

2 EL Ghee oder Erdnussöl

1 Knoblauchzehe, geschält und fein gehackt

1 kirschgroßes Ingwerstück, geschält und fein gehackt

2 Frühlingszwiebeln, geputzt und in feine Ringe geschnitten

Blätter von ½ Frühkraut ohne dicke Blattrispen und Strunk, in feine Streifen geschnitten

Etwas Sojasauce

Geröstetes Sesamöl, Pfeffer

1 Pak Choi (wenn erhältlich) oder 1 kleiner Chinakohl, in Streifen geschnitten

Pasta Primavera mit Spargel in cremiger Limettensauce

ZUTATEN
FÜR 2 PORTIONEN:

150 g Tagliatelle
(mittelbreite italienische
Bandnudeln)

Gewürze: Salz, Pfeffer,
Hefeflocken

1 EL Kokosöl

1 Frühlingszwiebel, in feine
Ringe geschnitten

5–6 Stangen grüner Spargel
(falls nötig im unteren
Drittel geschält), in 3 cm
lange Stücke geschnitten

Zesten und Saft von ½
Limette

½ Pkg. Sojacuisine

ZUBEREITUNG

1. Die Pasta wie auf der Packung angegeben in Salzwasser kochen und dann in ein Sieb abgießen (nicht abschrecken).

2. Das Kokosöl in einer Pfanne erhitzen und die Frühlingszwiebel darin glasig werden lassen. Die Spargelstücke hinzugeben, salzen und kräftig anbraten – sie dürfen ruhig etwas knackig bleiben. Dann mit ein wenig Wasser aufgießen und zum Köcheln bringen, Limettenzesten und -saft sowie Sojacuisine einrühren und die Hitze reduzieren. Mit Salz, Pfeffer und Hefeflocken abschmecken und nach Bedarf noch Wasser oder Sojacuisine beigeben, damit die Sauce eine cremige Konsistenz erhält.

3. Die noch heißen Tagliatelle zum Schluss in die Pfanne geben, mit der Sauce durchmischen und gleich anrichten.

Steirische Superfood-Pasta

ZUTATEN
FÜR 2 PORTIONEN:

150 g Dinkelvollkornnudeln
(z. B. Farfalle)

Salz, Pfeffer

½ Tasse Kürbiskerne

4 EL geschälte Hanfsamen

2 EL Kürbiskernöl

*Hanfsamen sollte man
nicht kochen, denn dabei
verlieren sie ihre wert-
vollen Bestandteile.*

ZUBEREITUNG

1. Die Nudeln in reichlich Salzwasser kochen.

2. Währenddessen die Kürbiskerne in einer hochwandigen gusseisernen Pfanne trocken anrösten, bis sie zu ploppen beginnen. Dann zügig aus der Pfanne nehmen, damit sie nicht anbrennen.

3. Die fertig gekochte Pasta mit Kürbiskernen, Hanfsamen, Kürbiskernöl, Salz und Pfeffer vermengen und, falls notwendig, vor dem Anrichten nochmals ein wenig erwärmen, aber nicht zu stark erhitzen.

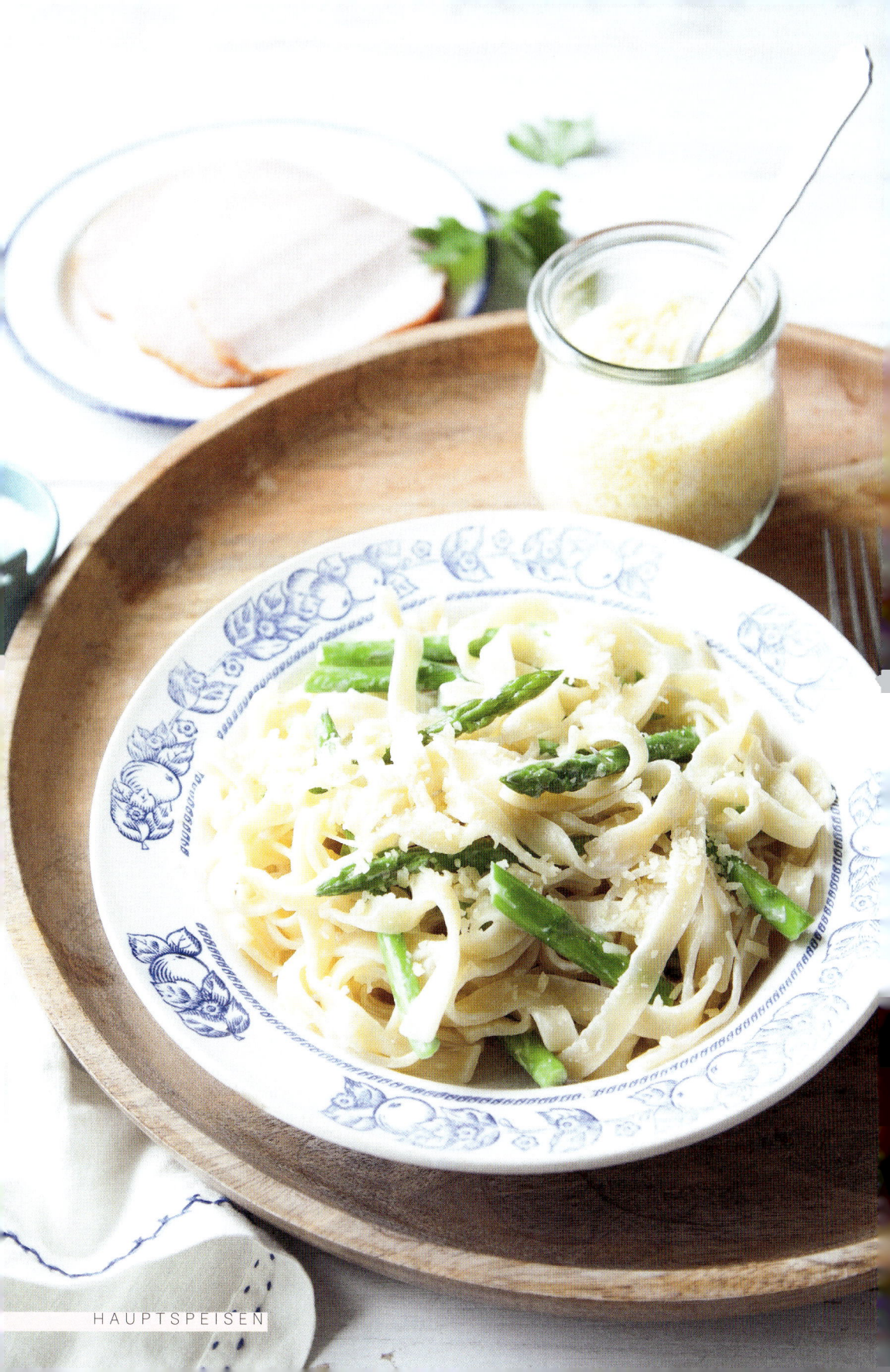

Kürbis-Beten-Sugo

1 Zwiebel, feinstreifig geschnitten

3 EL Sonnenblumenkerne

Etwas Sonnenblumenöl

1 mittelgroßer Hokkaido-Kürbis mit Schale, entkernt und in Würfel geschnitten

Gewürze: Salz, Pfeffer, evtl. etwas Galgant

1 kleine Rote Bete (Rote Rübe), geschält und in Würfel geschnitten

Basilikum bzw. mediterrane Gewürze oder Gewürzmischungen

Saft von ½ Limette oder Zitrone

ZUBEREITUNG

1. Zwiebel und Sonnenblumenkerne in Öl kräftig anbraten. Kürbiswürfel beigeben, würzen (noch nicht mit Galgant!) und ebenfalls etwas anrösten, mit Wasser ablöschen und zugedeckt garen.

2. Rote Bete extra in etwas Wasser garen, salzen, pfeffern und pürieren.

3. Die Masse aus Kürbis, Zwiebel und Sonnenblumenkernen ebenfalls mit dem Pürierstab zerkleinern – allerdings nicht zu stark, die Sonnenblumenkerne sollten als Körnchen im Essen „spürbar" sein.

4. Rote Bete zufügen, bis der gewünschte Farbton erreicht ist. Wenn Sie getrocknete Kräuter verwenden, diese jetzt beigeben. Langsam aufkochen.

5. Mit dem Limetten- oder Zitronensaft abschmecken. Wenn eine leichte „Senfnote" durch den Galgant gewünscht ist, diesen erst zum Schluss einstreuen, da das Aroma beim Kochen rasch verloren geht. Vor dem Servieren mit frischen Kräutern bestreuen.

Das Sugo passt hervorragend zu Lasagne, Spaghetti & Co., kann aber auch verdünnt als Suppe oder eingedickt als Paste oder Aufstrich gegessen werden. Oliven und Kapern passen sehr gut dazu.

Gurkenraita

ZUBEREITUNG

1. Gurke schälen und grob raspeln oder in kleine Würfel schneiden, in ein Sieb geben und abtropfen lassen.

2. In einer Pfanne Ghee erhitzen und die Gewürze sowie die Curryblätter und Chili anrösten, schließlich Koriandergrün dazugeben, durchrühren und von der Flamme nehmen.

3. Joghurt und Gurkenraspeln einrühren, die abgekühlten Gewürze untermengen und anrichten.

ZUTATEN
FÜR 4 PORTIONEN:

1 kleine Salatgurke

1 TL Ghee

Gewürze: Senfsamen, Kreuzkümmel, Asafoetida (Hing)

Curryblätter, frische
grüner Chili, frisches
Koriandergrün, gehackt

250 ml Naturjoghurt oder
Sojajoghurt

*Wirkung auf die Doshas:
Vata und Pitta senkend,
Kapha erhöhend.*

Chapati –
kleine Fladenbrote

ZUBEREITUNG

1. Die Zutaten mit Wasser zu einem geschmeidigen, aber eher festen Teig kneten und mindestens 15 Minuten ruhen lassen.

2. Kleine Stücke abstechen, mit dem Nudelwalker zu maximal 1 mm dicken Fladen ausrollen und trocken in der Pfanne backen.

3. Je nach Lust und Laune entweder trocken essen oder mit etwas Ghee bestreichen.

*Kleiner Anhaltspunkt: 200 g Dinkelmehl und 100 g Wasser
ergeben ca. 14 handtellergroße Fladenbrote.*

ZUTATEN:

Mehl (Dinkel, Weizen,
Kichererbsen, Bohnen …)

Wenig Ghee (auf 200 g
Mehl etwa 1 EL)

Salz

Gewürze nach eigenem
Geschmack bzw. auf das
Essen abgestimmt, z. B.
Ajwein (Königskümmel),
Bockshornkleesamen,
gemörsert

Kräuter nach Belieben, z. B.
Dill, gehackt

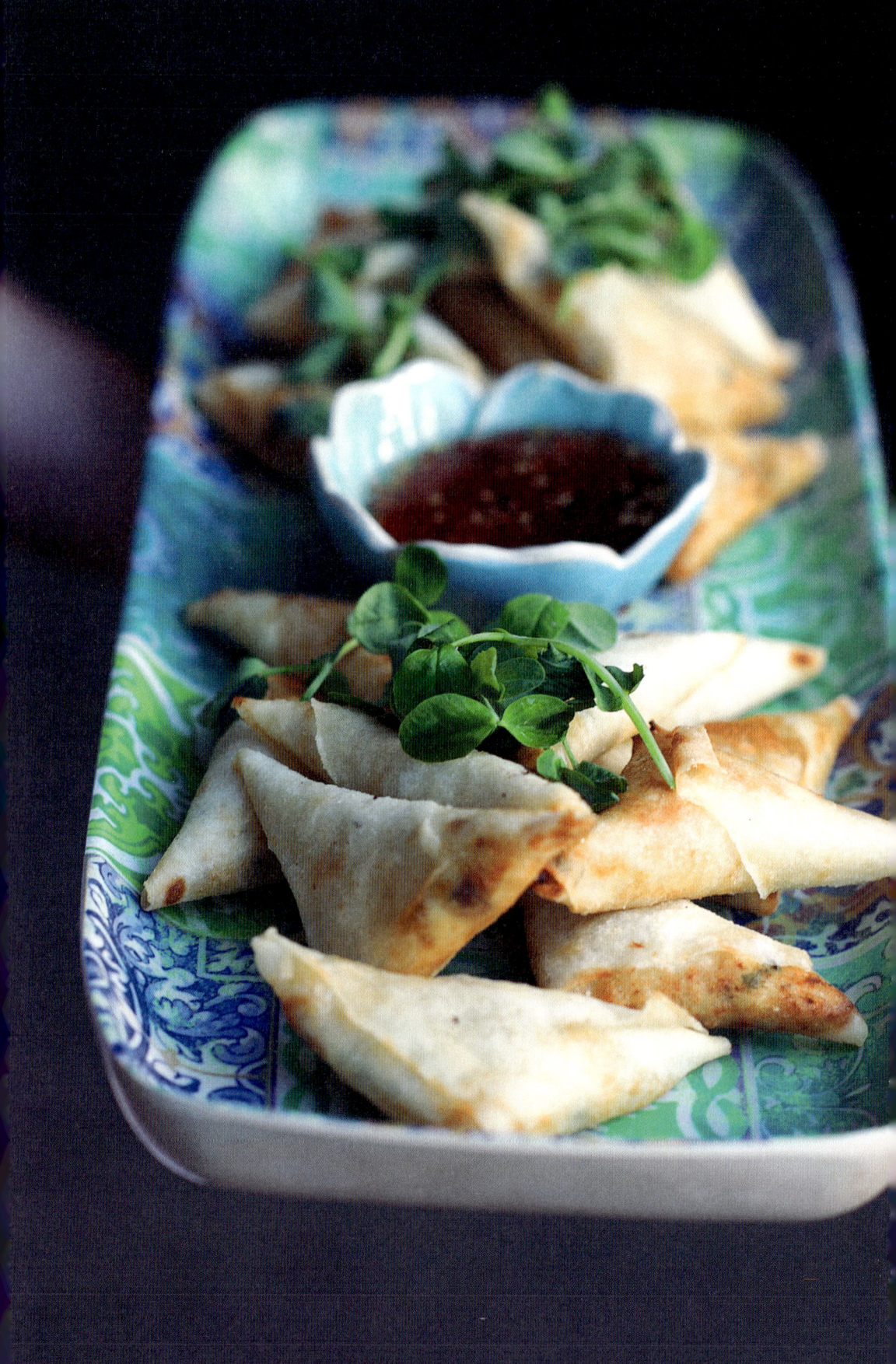

Samosas

ZUBEREITUNG

1. Mehl und 100 ml Wasser ein wenig salzen und zu einem Teig verkneten, die Teigkugel einige Zeit rasten lassen, ideal ist ca. 1 Stunde.

2. Für die Fülle Kartoffeln in der Schale kochen, schälen und mit der Gabel in einer Schüssel grob zerdrücken (oder übrig gebliebene Kartoffeln verwenden, das ist besonders praktisch!). Frühlingszwiebeln fein schneiden und mit den noch gefrorenen Erbsen in die Kartoffelmasse rühren. Nun mit Gewürzen nach Belieben abschmecken.

3. Den Backofen auf 180 °C Ober- und Unterhitze vorheizen.

4. Für die Samosas den Teig nach dem Rasten durchkneten und so viel Mehl hinzugeben, dass er eine geschmeidige Konsistenz erhält und nicht klebt. Ein etwa Ei-großes Stück abteilen und dünn auswalken. Mithilfe einer kleinen Schüssel oder Untertasse als Form eine runde Platte ausschneiden. Diese mit einem gehäuften Esslöffel der Füllmasse zentral belegen, in der Mitte zusammenklappen und die Ränder zusammendrücken, am besten mit den Zinken einer Gabel. Auf ein Backblech mit Backpapier legen. Teig und Fülle nach und nach auf diese Art verarbeiten.

5. Die Samosas in den Backofen geben und je nach Größe ca. 30 Minuten backen. Nach den ersten 10 Minuten mit Ghee bestreichen.

Samosas schmecken hervorragend als Beilage zu Gerichten mit Sauce, sind aber auch ein beliebter Snack.

ZUTATEN
FÜR 8 STÜCK:

FÜR DEN TEIG:

80 g glattes Weizenmehl
80 g Weizenvollkornmehl
1 kleine Prise Salz
1 TL Ghee

FÜR DIE FÜLLE:

Etwa 300 g Kartoffeln oder Gemüse, das nach dem Kochen eine weiche Konsistenz hat, wie z. B. ofengegarter Kürbis
2 zarte Frühlingszwiebeln
2 EL Tiefkühl-Erbsen
Gewürze: Salz, Pfeffer, Chili nach Geschmack

Pilaw – indischer Gewürzreis

ZUTATEN
FÜR 2 PORTIONEN:

½ Zwiebel

1 TL Ghee

Evtl. 1 kleine Knoblauchzehe

Gewürze: Zimtstange und Lorbeerblatt im Ganzen, Samenkörnchen aus grünen Kardamomkapseln und Safranfäden, gemörsert

1 Tasse Reis

Salz

10 Rosinen

½ Tasse Cashews

ZUBEREITUNG

1. Zwiebel klein schneiden und in Ghee anbraten, eventuell Knoblauch schälen, sehr klein schneiden und beigeben. Zimtstange, Lorbeerblatt, Kardamomkapseln und schließlich den Reis beigeben und alles zusammen anrösten.

2. Dann mit 2 Tassen Wasser aufgießen und salzen. Safran und Rosinen ebenfalls in den Topf geben. Zugedeckt bei schwacher Hitze köcheln lassen, bis der Reis gar ist und die Flüssigkeit aufgebraucht.

3. In einer Pfanne Cashewkerne in Ghee knusprig anrösten und über den fertigen Reis streuen.

Weißer Reis mit Nelken

ZUTATEN
FÜR 2 PORTIONEN:

5–10 Nelken, evtl. zerstoßen

1 EL Ghee

1 Tasse Reis

Salz

Vollkornreis mit der 2,5-fachen Menge Wasser kochen.

ZUBEREITUNG

1. Nelken in einem gusseisernen Topf mit 1 EL Ghee etwa 1 Minute anrösten. Reis unterrühren und weiter erhitzen.

2. Mit der doppelten (Volumens-)Menge, also 2 Tassen Wasser aufgießen, salzen. Aufkochen lassen, dann den Herd abdrehen und den Reis zugedeckt ziehen lassen. Nicht mehr umrühren, da sonst die Reiskörner zerfallen und der Reis matschig wird.

3. Zum eleganten Servieren Reis leicht in eine kleine gespülte Schüssel drücken und auf die Teller stürzen.

Übrig gebliebener Reis kann z. B. anstelle der Reisflocken für die Fülle der Mangoldrollen (Rezept Seite 91) verwendet werden. Reis, insbesondere Basmatireis, balanciert alle Doshas.

Herbstliches Feigen-Chutney

1. Ingwer und Knoblauch schälen und fein hacken. Mit Kardamom und Sternanis im Ghee gut erhitzen, Aprikosen- und Zwiebelwürfel beifügen und einige Minuten mitbraten. Mit Wein und Essig aufgießen und unter Rühren etwa ¼ Stunde bei mittlerer Hitze einkochen lassen.

2. Erst zum Schluss die Feigen hinzugeben, 3 Minuten garen lassen, mit Salz, Pfeffer und nach Bedarf ein wenig Rohrohrzucker abschmecken.

3. In Gläser füllen bzw. gleich zum Essen servieren.

Hält im Kühlschrank 4 Wochen und ist eine wirklich feine süß–saure Ergänzung zu vielen exotischen Gerichten.

1 kirschgroßes Ingwerstück

1 Knoblauchzehe

Samenkörnchen aus
2 Kardamomkapseln

1 Sternanis

1 EL Ghee

80 g getrocknete Marillen
(Aprikosen), in kleine Würfel
geschnitten

2 große Zwiebeln, in kleine
Würfel geschnitten

250 ml Rotwein

2 EL weißer Balsamicoessig

8 frische Feigen, geschält
und in Würfel geschnitten

Salz, Pfeffer

Rohrohrzucker nach Bedarf

Erdbeer-Chutney

1. Erdbeeren waschen, putzen und gut abtropfen lassen. Zwiebel kleinwürfelig schneiden und mit Ghee in einer Pfanne glasig anlaufen lassen. Zitronenzesten zur Zwiebel geben, mit dem Zitronensaft ablöschen.

2. Die Erdbeeren zerkleinern und ebenfalls in die Pfanne geben. Etwas Pfeffer einrühren und alles zusammen langsam einköcheln.

3. Die Minze erst nach dem Abdrehen der Flamme in das warme Chutney streuen und verrühren.

4. Chutney in einer kleinen Schüssel anrichten und mit etwas Minze garnieren.

250 g Erdbeeren

1 mittelgroße Zwiebel

1 TL Ghee

Zesten und Saft von ½ Bio-
Zitrone

Pfeffer

Frische Minze, gehackt

Ayurvedischer Mandelmilchporridge

ZUTATEN
FÜR 2 PORTIONEN:

1 EL Kokosöl

Gewürze: Zimt-, Kardamom- und Korianderpulver

1 Tasse feinblättrige Haferflocken

2 Tassen Mandelmilch

Agavendicksaft nach Bedarf

Einige Mandeln zum Dekorieren

ZUBEREITUNG

1. Das Kokosöl in einer Kasserolle erwärmen und die Gewürze kurz darin anrösten. Haferflocken beigeben und ebenfalls ein wenig anbraten.

2. Mit der Mandelmilch aufgießen und unter ständigem Rühren auf kleiner Flamme zum Kochen bringen. Etwa 5 Minuten köcheln lassen, dann in kleinen Schüsseln anrichten und mit Gewürzen und Mandeln garnieren.

Dieser vegane Porridge ist die ideale Frühstücksmahlzeit und sollte unbedingt warm gegessen werden. Auch Früchte passen sehr gut dazu, allerdings sind zum Frühstück gekochte Früchte als Begleitung vorzuziehen, weil diese besser verdaulich sind. Dazu einfach Früchte nach Wahl in kleinen Stücken gemeinsam mit der Mandelmilch zugeben und kochen oder aber ein Kompott verwenden.

Heidelbeerdessert

ZUTATEN
FÜR 2 PORTIONEN:

1 Becher Kokosjoghurt (auf pflanzlicher Basis) oder Sojajoghurt

1 Tasse frische Heidelbeeren

1 EL Kokosraspeln

1 TL Kardamompulver

1 TL Vanillezucker

3 Blättchen frische Minze, fein gehackt

Kokosblütenzucker nach Bedarf

ZUBEREITUNG

1. Sämtliche Zutaten außer dem Zucker mit dem Pürierstab gut vermengen. Mit Kokosblütenzucker abschmecken und anrichten.

Mit einigen Heidelbeeren und Minzblättchen dekoriert wird das Dessert zu einer echten Augenweide.

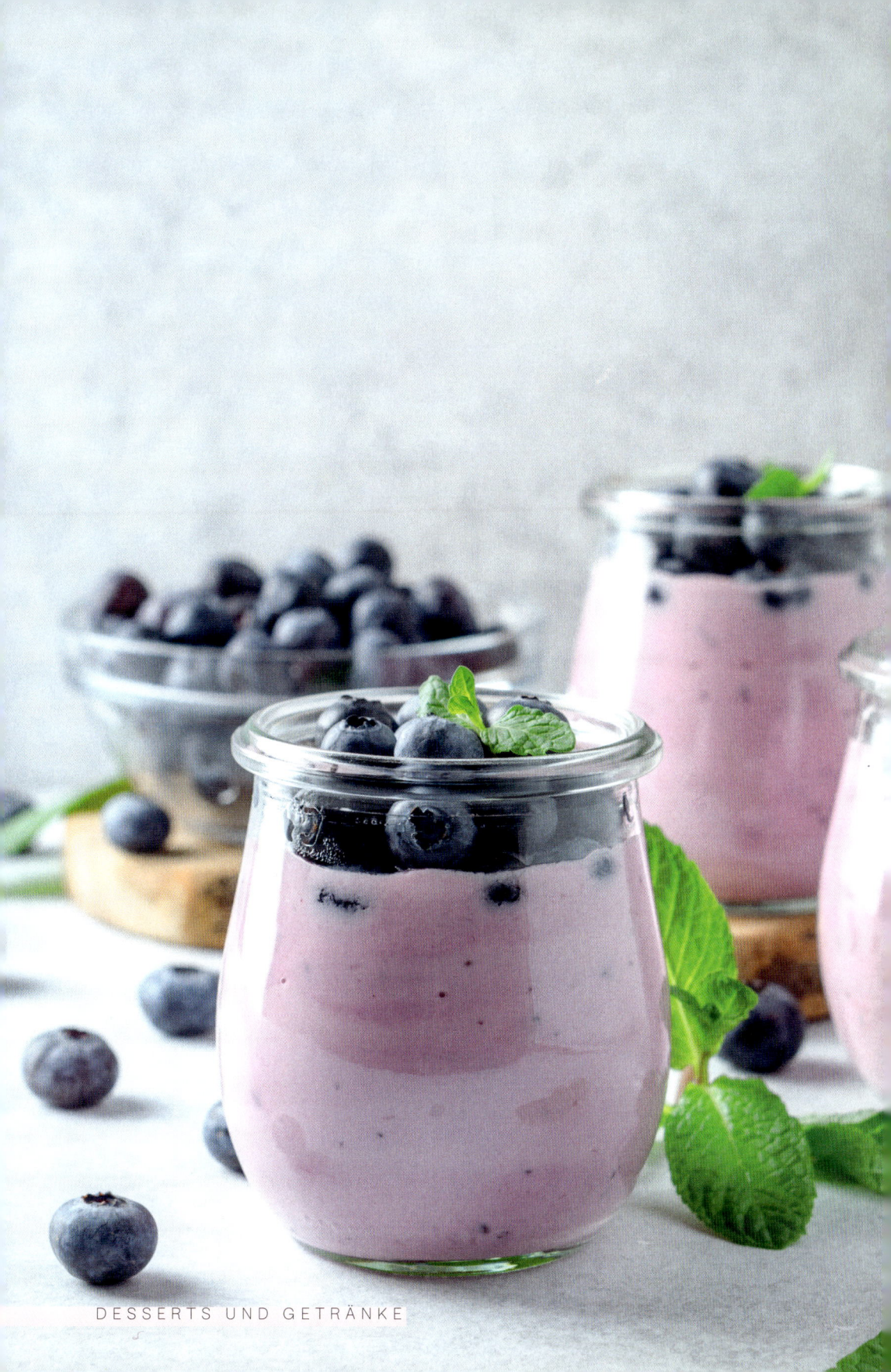

Yogamed-Cookies

ZUTATEN FÜR CA. 32 KEKSE:

- 500 g feinblättrige Haferflocken
- Etwa 750 ml Kokos-Mandel-, Reis- oder Haferdrink
- 100 g Kokosöl
- 200 g Studentenfutter, grob gehackt
- 12 Datteln, entsteint und grob gehackt
- 70 g geschälte Sonnenblumenkerne
- 100 g Rohrohrzucker
- 100 g Kokosraspeln
- ½ Pkg. Weinstein-Backpulver
- Etwa 100 g Mandelmehl (je nach Bedarf)
- Gewürze: mindestens je 1 TL Kardamom-, Koriander-, Ingwer-, Kurkuma- und Zimtpulver

ZUBEREITUNG

1. Haferflocken in eine große Schüssel füllen und mit Kokos-Mandel-Drink o. Ä. übergießen. Durchrühren, sodass ein weicher Brei entsteht. Einige Zeit „ziehen" lassen.

2. Kokosöl leicht erwärmen und verflüssigen. Alle Zutaten bis auf das Mandelmehl in die Masse einrühren.

3. Wenn die Haferflocken mindestens 30 Minuten in der Flüssigkeit eingeweicht waren und die Masse gut durchgerührt ist, kann man das Mandelmehl hinzugeben, wobei sich die Menge danach richtet, wie trocken oder breiartig der Teig sein soll. Grundsätzlich kann man hier nicht viel falsch machen und die gewünschte Konsistenz zum Formen der Kekse mit Pflanzenmilch oder Mandelmehl gut steuern.

4. Den Backofen auf 180 °C vorwärmen (Umluft 170 °C).

5. Für die Cookies jeweils 50 g Teigmasse mit nassen Händen zu ca. 1 cm dicken, gleichmäßigen Scheiben formen und auf ein mit Backpapier ausgelegtes Backblech legen.

6. Für 40–45 Minuten in den Backofen geben – und die Cookies dann rasch in Sicherheit bringen, damit sie nicht gleich aufgegessen werden!

Man kann die Cookies-Masse auch aufs Blech aufstreichen und nach dem Backen, wenn der Teig noch warm ist, Riegel herausschneiden. Nach Belieben können auch alle Arten von Trockenfrüchten und Nüssen beigemengt werden, der Kreativität sind hier kaum Grenzen gesetzt. Statt Mandelmehl kann auch jedes andere Mehl verwendet werden – nur schmeckt's dann nicht so gut!

Karottenhalva

1. Karotten schälen und ganz fein raspeln. 2 EL Ghee in einem Topf erhitzen, geraspelte Karotten hineingeben und etwas Wasser hinzufügen. Bei mittlerer Hitze und offenem Deckel etwa 20 Minuten kochen lassen. Dabei häufig umrühren, damit die Karotten gleichmäßig gar werden und nicht anbrennen.

2. Inzwischen in einer kleinen Pfanne den Grieß mit Wasser weich kochen. Danach 1 EL Ghee und die Mandeln zugeben und einkochen.

3. Rosinen und Milch zur Mandel-Grieß-Masse geben und zum Kochen bringen. Die Karottenmasse ebenfalls untermischen und alles bei mittlerer Hitze und unter ständigem Rühren etwa 15 Minuten kochen lassen, bis die Halva eindickt.

4. Zum Schluss Kardamom und Rosenwasser dazugeben und verrühren.

5. Die Halva-Masse in Dessertschüsseln füllen und mit gehackten Pistazien dekorieren.

ZUTATEN
FÜR 4 PORTIONEN:

400 g Karotten

3 EL Ghee

2 EL Grieß

2 EL Mandelstifte oder -scheiben

2 EL Rosinen

300 ml Milch (oder pflanzlicher Milchersatz)

1 TL Kardamompulver

1 EL Rosenwasser

Pistazien, gehackt, zum Dekorieren

Mangopudding

**ZUTATEN
FÜR 4 PORTIONEN:**

1 reife Mango

400 ml Kokos-Reis-Drink (oder eine Dose Kokosmilch)

1 Pkg. Vanillepuddingpulver

Saft von ½ Limette

Agavendicksaft und Kardamompulver nach Geschmack

Für eine frische Variante zum Schluss fein gehackte Minze oder Zitronenmelisse einrühren.

ZUBEREITUNG

1. Mango schälen und das Fruchtfleisch fein hacken. Vom Kokos-Reis-Drink eine kleine Menge entnehmen und das Puddingpulver damit glatt rühren.

2. Den restlichen Kokos-Reis-Drink in einer Kasserolle mit den gehackten Mangostückchen erhitzen und das aufgelöste Puddingpulver eingießen.

3. Nochmals aufkochen lassen und mit Limettensaft, Agavendicksaft und Kardamom abschmecken. In kleine Gläser oder Schüsseln füllen, auskühlen lassen, auf kleine Teller stürzen und servieren.

Apfelecken

**ZUTATEN
FÜR 1 BACKBLECH:**

2 mittelgroße Äpfel, mit der Schale grob geraspelt

½ Tasse Haselnüsse, grob gehackt

1 Tasse feinblättrige Haferflocken

6–8 Datteln, fein gehackt

Gewürze: je 1 gestrichener EL Zimt-, Kardamom- und Korianderpulver

1 TL Vanillezucker

ZUBEREITUNG

1. Den Backofen auf 170 °C Heißluft (oder 180 °C Ober- und Unterhitze) vorheizen.

2. Sämtliche Zutaten in einer Schüssel gut durchmischen und mindestens 30 Minuten ziehen lassen.

3. Dann ein Backblech mit Backpapier auslegen, die Masse etwa kleinfingerdick aufstreichen und im Backofen 25 Minuten backen.

4. Dann leicht abkühlen lassen und noch warm mit einem Pizzaroller oder einem großen Messer in Dreiecke oder Rauten schneiden.

Die Apfelecken sind vegan, gluten- und zuckerfrei und werden am besten in einer verschlossenen Dose im Kühlschrank gelagert, wo sie einige Tage haltbar sind – wenn sie nicht gleich aufgegessen werden.

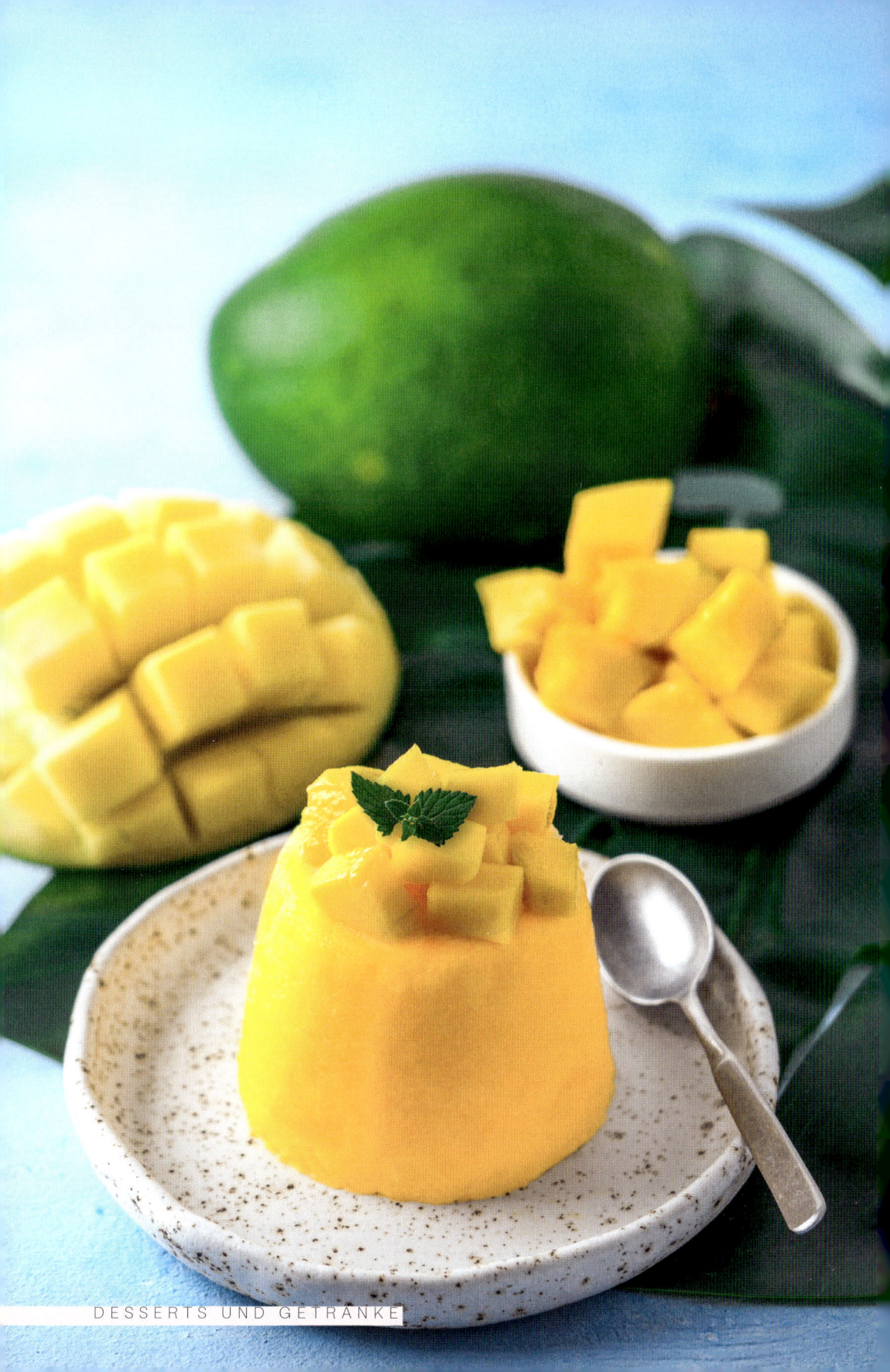

Kurkuma-Grießflammeri

ZUTATEN
FÜR 2 PORTIONEN:

1 EL Ghee

1 gestrichener TL
Kurkumapulver

40 g Dinkelvollkorngrieß

1 gehäufter TL
Maisstärkepulver

300 ml Mandelmilch

Agavendicksaft nach
Geschmack

Gewürze: Zimt- und
Kardamompulver

Das Flammeri lässt sich gut vorbereiten und ist in Schraubgläsern, die man gleich nach dem Befüllen mit der heißen Masse verschließt, im Kühlschrank mehrere Tage gut haltbar. Ein idealer Snack zum Mitnehmen!

ZUBEREITUNG

1. Ghee in einer kleinen Kasserolle erhitzen, Kurkuma darin leicht anrösten. Grieß hinzufügen und gut erwärmen.

2. Die Maisstärke in einer kleinen Schüssel mit etwas Mandelmilch glatt rühren und mit dem großen „Rest" der Mandelmilch zum Grieß gießen. Auf kleiner Flamme unter ständigem Rühren so lange erhitzen, bis die Creme eine zähflüssige Konsistenz hat und die Grießkörnchen weich sind Die Festigkeit kann man durch Zugabe von Mandelmilch (wenn zu fest) bzw. Grieß (wenn zu flüssig) korrigieren.

3. Dann mit Agavendicksaft, Zimt und Kardamom abschmecken und noch warm in kleine Gefäße gießen. Abkühlen lassen und in den Kühlschrank stellen.

Maracujacreme

ZUTATEN
FÜR 4 PORTIONEN:

400 g Seidentofu

3 Maracujas
(Passionsfrüchte)

1 Tasse Blutorangensaft,
frisch gepresst

1 Pkg. Vanillezucker

Agavendicksaft nach Bedarf

ZUBEREITUNG

1. Den Seidentofu mit dem Mixer cremig-glatt rühren.

2. Die Maracujas halbieren. Mit einem kleinen Löffel Kerne und Saft aus dem Inneren lösen und zum Seidentofu geben. Blutorangensaft und Vanillezucker ebenfalls beigeben und alles gut durchmixen.

3. Zum Schluss mit Agavendicksaft nach Bedarf süßen und in Gläsern anrichten.

Die Creme ist gekühlt einige Tage haltbar und ein idealer Mitnehm-Snack fürs Büro.

Sheera mit Pflaumen-Ingwer-Sauce (Indisches Grießdessert)

ZUBEREITUNG

1. Ghee oder Kokosöl im Topf erhitzen, Gewürze kurz darin anrösten. Dann Grieß beigeben und so lange rösten, bis er etwas anbräunt. Mit dem Kokos-Reis-Drink ablöschen, gut rühren und so lange eindicken lassen, bis der Grieß gar ist und eine breiartige Konsistenz hat.

2. Dann die Nüsse, Datteln und Trockenfrüchte einrühren und nochmals kurz aufkochen.

3. Die Masse entweder gleich in kleine Schüsseln gießen und darin erkalten lassen oder in eine flache Kasserolle etwa 4 cm hoch eingießen und erstarren lassen, um daraus später Nockerln (kleine, längliche Klößchen) auszustechen.

4. Pflaumen für die Sauce in einem ausreichend großen Topf mit etwas Wasser überkochen und dann abkühlen lassen. Ingwer beifügen und alles mit dem Stabmixer fein pürieren. Mit Gewürzen, Limettensaft und Agavendicksaft je nach Belieben abschmecken. Sauce über das Grießdessert gießen.

Statt Kardamompulver zu verwenden, können Sie die Samen auch aus den grünen Kardamomkapseln lösen und mörsern: Schließlich liefern frisch gemörserte Gewürze immer das beste Aroma!

ZUTATEN
4 PORTIONEN:

FÜR DAS
GRIESSDESSERT:

1 EL Ghee oder Kokosöl

Gewürze: Zimt- und Kardamompulver, Vanillemark

80 g Dinkelgrieß

400 ml Kokos-Reis-Drink

1 Handvoll Nüsse, grob gehackt

8 Datteln, in Stücke geschnitten

Trockenfrüchte nach Lust und Laune: Gojibeeren, Aroniabeeren, Rosinen etc.

Agavensirup zum Süßen

1 Spritzer Limettensaft

FÜR DIE SAUCE:

Frische Pflaumen – so viel, wie in 2 Hände passen, oder etwa 500 g, entkernt

1 kirschgroßes Ingwerstück, geschält und fein gehackt

Gewürze: evtl. ein Hauch Zimt- oder Kardamompulver (wenig!)

Etwas Limettensaft und Agavensirup zum Abschmecken

Mango-Kokos-Creme mit Chiasamen

**ZUTATEN
FÜR 2 PORTIONEN:**

1 reife Mango

2 EL Kokosraspel

½ Tasse Kokos-Reis-Drink

Etwas Kokosblütenzucker

Kardamompulver nach Geschmack

2 EL Chiasamen

ZUBEREITUNG

1. Mango schälen, das Fruchtfleisch in kleinen Stücken ablösen und in die Küchenmaschine oder in ein hochwandiges Gefäß geben, Kokosraspel und Kokos-Reis-Drink beifügen und alles pürieren.

2. Mit Kokosblütenzucker und Kardamom abschmecken und Chiasamen einrühren.

3. In kleine Schüsseln oder Gläser füllen, mindestens 1 Stunde ziehen lassen und als Nachtisch oder kleinen Zwischensnack servieren.

Kheer

**ZUTATEN
FÜR 4 PORTIONEN:**

2 EL Ghee

50 g feinste Suppennudeln

Gewürze: je 1 TL Kurkuma- und Kardamompulver

½ TL Zimtpulver

500 ml Milch (oder pflanzlicher Milchersatz, z. B. Mandelmilch)

4 gehäufte TL Zucker

1 Prise Schwarzer Pfeffer

gehackte Pistazien zum Bestreuen

ZUBEREITUNG

1. Ghee in einem Topf erhitzen, die ungekochten Nudeln darin vorsichtig anrösten, leicht bräunen, nach etwa 3 Minuten Gewürze dazugeben und weiterrösten.

2. Mit Milch aufgießen, Zucker einrühren und kochen, bis die Nudeln weich sind. Kheer in kalte Formen gießen und nach dem Erkalten mit gehackten Pistazien garnieren.

Kurkuma wird besser aufgenommen, wenn es mit Fett gemeinsam angeröstet und mit schwarzem Pfeffer vermischt wird.

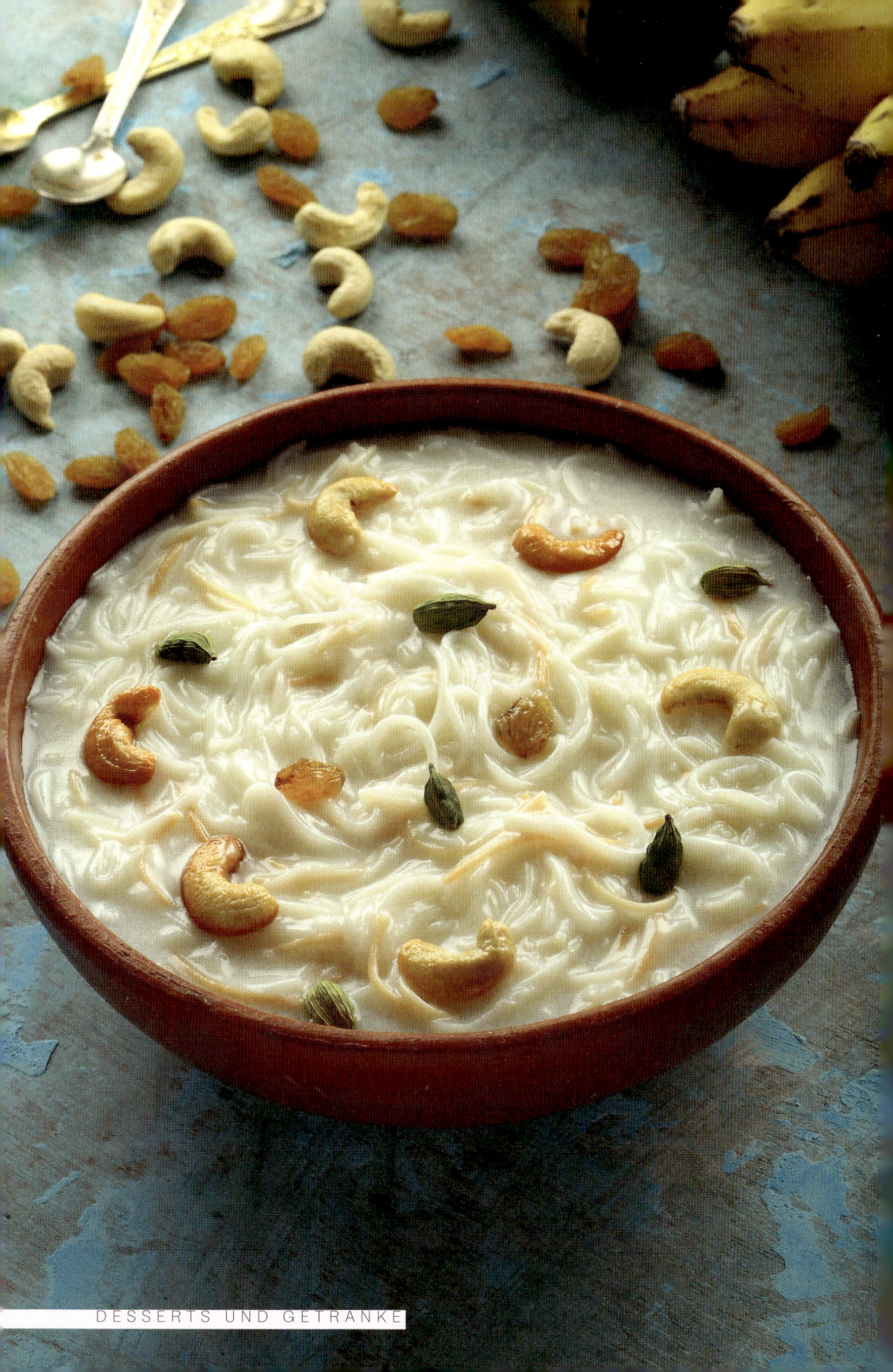

Granatapfelsalat

ZUTATEN
FÜR 2 GLÄSER:

1 Granatapfel

1 EL Zitronensaft

1 TL Honig

1 Msp. Zimtpulver

2 Mandarinen, filetiert und halbiert

1 EL frische Melisse, gehackt

ZUBEREITUNG

1. Granatapfelkerne auslösen. Zitronensaft, Honig und Zimt gut verrühren und unter die Granatapfelkerne ziehen.

2. Mandarinenstücke vorsichtig untermischen. Mit Melisse bestreuen.

Maca-Energy-Kugeln

ZUTATEN:

Datteln

Feinblättrige Haferflocken

Kokosflocken

Hanfsamen

Kokos- und/oder Mandelmilch

Mandelmehl

Getrocknete Aroniabeeren

Getrocknete Gojibeeren

Getrocknete Heidelbeeren

Gewürze: z. B. Zimt, Kardamom, Vanille – je nach Geschmack und Doshas

Agavendicksaft zum Süßen

Macapulver

Mandelmehl

Kokosraspeln

ZUBEREITUNG

1. Die Datteln entkernen und in kleine Stücke schneiden. Hafer- und Kokosflocken sowie Hanfsamen zugeben und mit Kokos- oder Mandelmilch zu einer cremigen Masse verrühren.

2. Die getrockneten Beeren ebenfalls in kleine Stücke schneiden und unterrühren. Gewürze und Süße nach Geschmack hinzufügen.

3. Je nach Energiebedarf Macapulver einrühren. Achtung: Es kann ziemlich aufputschend wirken und ist deshalb nicht für Kinder oder als Abendsnack geeignet!

4. Flüssigkeit gut durchziehen lassen, d. h. die Masse mindestens 30 Minuten beiseitestellen.

5. Schließlich so viel Mandelmehl zugeben, dass sich Bällchen formen lassen. Diese zum Schluss in Kokosraspeln wälzen.

Ich habe hier bewusst auf Mengenangaben verzichtet, schalten und walten Sie ganz nach Gusto und Vorratslage – durchaus auch mit anderen Zutaten. Wenn die Konsistenz zum Bällchenformen nicht passt, so lässt sich das jederzeit ausgleichen: mit Haferflocken und/oder Mandelmehl, wenn's zu flüssig ist, mit Kokos- oder Mandelmilch bei zu viel „Härte".

Ayurvedischer Morgentrunk

1. Am Vorabend die Zutaten in ein hochwandiges Gefäß geben und mit Wasser bedecken. Über Nacht einweichen lassen.

2. Morgens ca. 1 Tasse Wasser zum Kochen bringen und die Trockenfrüchte (mit Einweichwasser) damit übergießen. Mit dem Stabmixer fein pürieren.

Nach dem Frühstück getrunken, hat das Getränk eine stärkende Wirkung und regt die Verdauung an. Und dabei schmeckt es wirklich herrlich!

ZUTATEN
FÜR 1 PORTION:

1 Dattel, fein geschnitten

½ getrocknete Feige, fein geschnitten

5–10 Korinthen (Rosinen aus roten Weintrauben)

Appetitanregendes K-K-K-Getränk

ZUBEREITUNG

1. Die Gewürze (einzeln, im Ganzen) trocken anrösten, mörsern und in ein Teesieb oder einen Teefilter füllen. 500 ml Wasser aufkochen und dann vom Herd nehmen. Gewürze etwa 2 Minuten darin ziehen lassen.

Das appetitanregende Getränk etwa 30 Minuten vor dem Essen trinken oder aber, wenn die Mahlzeit recht trocken erscheint, ⅛ l davon direkt zum Essen.

ZUTATEN
FÜR 2 PORTIONEN:

1 TL Koriandersamen

½ TL Kreuzkümmel

1 TL Samenkörnchen aus grünem Kardamom

Mango Lassi

ZUTATEN
FÜR 1 LITER:

500 ml (Soja-)Joghurt

1 reife Mango

1 TL frischen Ingwer, gerieben

1 TL Kardamompulver

Etwas Agavendicksaft

ZUBEREITUNG

1. Joghurt mit 500 ml Wasser gut versprudeln.

2. Mango schälen, Kern entfernen und etwas mehr als die Hälfte des Fruchtfleisches pürieren, den Rest in Würfel schneiden.

3. Mangopüree, Ingwer und Kardamom in die Joghurt-Wasser-Mischung einrühren und mit Agavendicksaft etwas süßen.

Golden Milk – Kurkuma-Gewürzmilch

ZUTATEN
FÜR 1 PORTION:

1 Tasse Milch

1 TL Ghee

Gewürze: 1 TL Kurkumapulver, 1 Prise getrockneter Ingwer, 1 Zimtstange, 1 Prise Pfeffer

Je nach Geschmack auch ein wenig Kokosblütenzucker oder Agavendicksaft zum Süßen

ZUBEREITUNG

1. Die Milch mit Ghee und sämtlichen Gewürzen sowie bei Bedarf etwas Zucker oder Sirup erwärmen, dabei kräftig rühren. Einige Minuten köcheln lassen (nicht stark kochen).

2. Zimtstange entfernen, Gewürzmilch in eine Tasse eingießen und sofort trinken.

Für die vegane Variante 1 Tasse Kokos-Mandel-Drink mit 1 TL Kokosöl und den Gewürzen zubereiten.

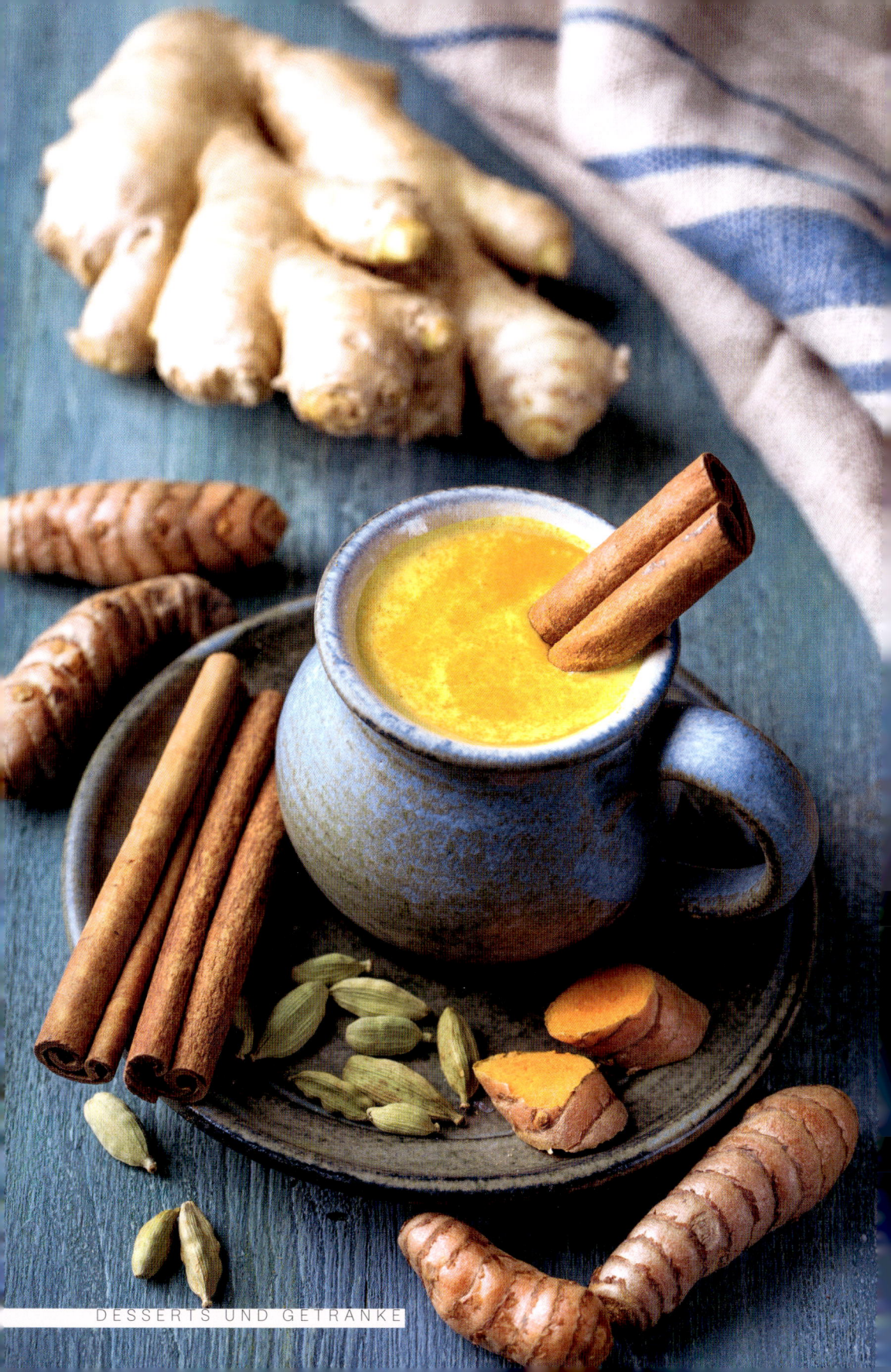

Anti-Cancer-Berries-Smoothie

ZUTATEN:

Frische Beeren (Himbeeren, Heidelbeeren, Erdbeeren, Johannisbeeren etc.) – oder im Winter auch tiefgekühlte Beeren

Kokos-Mandel-Drink

Kokosblütenzucker nach Bedarf

ZUBEREITUNG

1. Die gewünschte Beerenmenge in ein Mixgefäß geben und mit Kokos-Mandel-Drink bedecken. Pürieren, nach Bedarf süßen und gleich trinken.

Auch bei diesem Rezept gibt's keine Mengenangaben – bereiten Sie Ihren Smoothie so „beerig", wie Sie mögen. Er ist übrigens ein herrlicher Snack für vormittags!

Bananen-Kokos-Shake

ZUTATEN:

½ reife Banane

Kokos-Reis-„Milch"

Je 1 Prise Zimt, Kardamom und Kurkuma

Ev. Kokosblütenzucker zum Süßen und ein Spritzer Limettensaft

ZUBEREITUNG

1. Bananenstücke und Gewürze in einen Standmixer geben, mit Kokos-Reis-Milch auffüllen, kräftig mixen.

2. Das fertige Getränk mit Kokosblütenzucker und Limettensaft abschmecken.

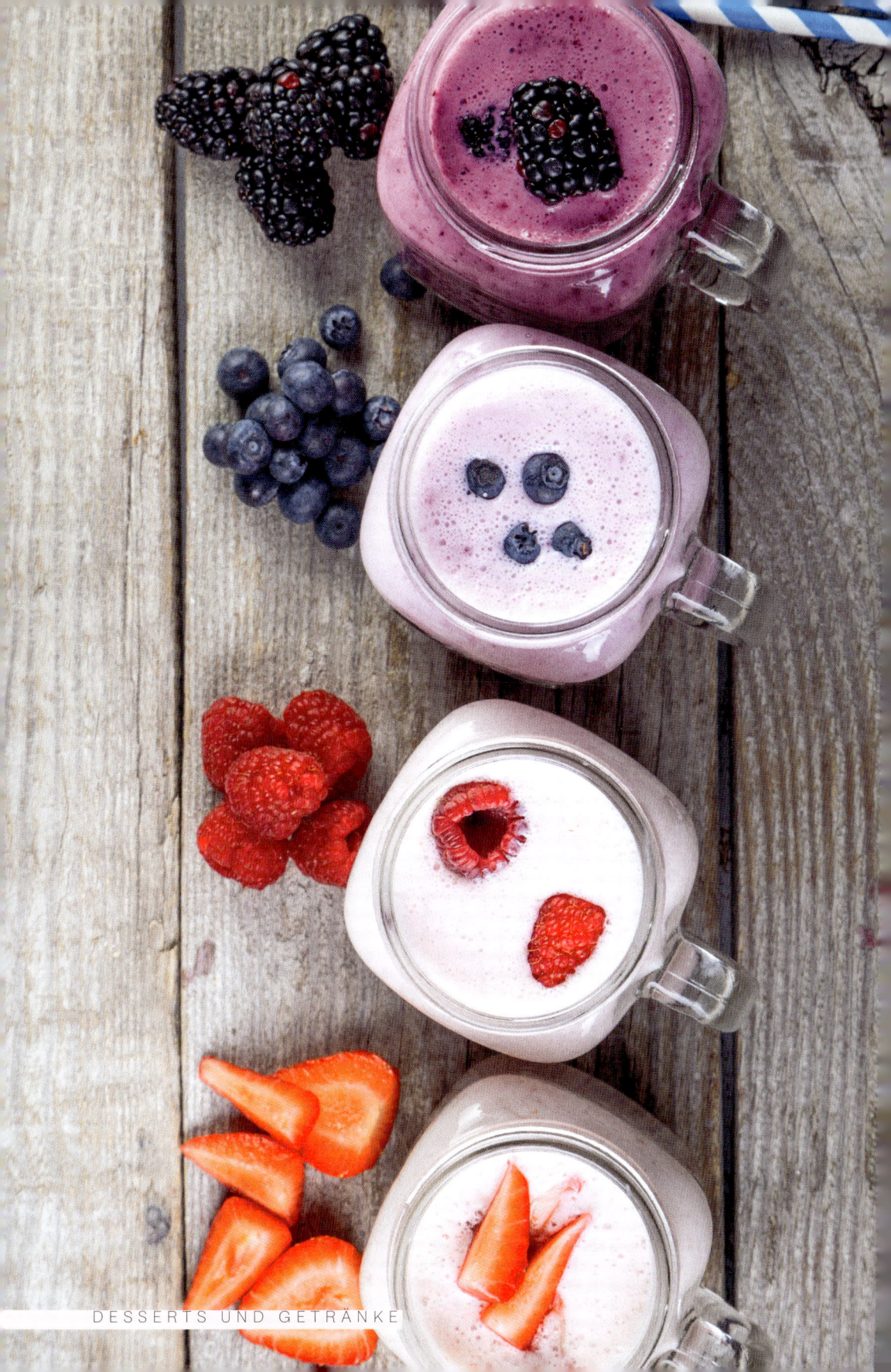

Literatur

Abschnitt I:

- ACS Guidelines on Nutrition and Physical Activity for Cancer Prevention
- Islami F. et al., A prospective study of tea drinking temperature and risk of esophageal squamous cell carcinoma. Int J Cancer. 2019 Mar 20.
- Knasmüller S. et al., Kanzerogene und gentoxische Substanzen in Lebensmitteln und natürliche Protektionsmechanismen. Journal für Ernährungsmedizin 2001; 3 (1) (Ausgabe für Österreich), 5–16
- National Toxicology Program, U.S. Department of Health and Human Services: 14th Report on Carcinogens
- Risikobewertung der EFSA (European Food Safety Authority) zu Acrylamid http://www.efsa.europa.eu/de/topics/topic/acrylamide
- Polyzyklische aromatische Kohlenwasserstoffe in der Nahrung – Wissenschaftliches Gutachten des Gremiums für Kontaminanten in der Lebensmittelkette der EFSA http://www.efsa.europa.eu/en/efsajournal/pub/724

Abschnitt II:

- Hayat MJ, et al. Cancer statistics, trends, and multiple primary cancer analyses from the Surveillance, Epidemiology, and End Results (SEER) Program. Oncologist. 2007 Jan; 12 (1): 20 –37
- Donaldson MS, Nutrition and cancer: a review of the evidence for an anti-cancer diet. Nutr J. 2004 Oct 20; 3:19
- Lauby-Secretan B., et al.; International Agency for Research on Cancer Handbook Working Group. Body Fatness and Cancer – Viewpoint of the IARC Working Group. N Engl J Med. 2016 Aug 25; 375 (8): 794–8
- **Cancer-Free with Food:** A Step-by-Step Plan with 100+ Recipes to Fight Disease, Nourish Your Body & Restore Your Health – Liana Werner-Gray, Hay House Inc; Auflage: 1 (21. Mai 2019)
- **Krebszellen mögen keine Himbeeren:** Nahrungsmittel gegen Krebs – Prof. Dr. med. Richard Bèliveau, Dr. med. Denis Gingras, Goldmann
- **Artgerechte Ernährung:** Heilung von Beschwerden, die Ärzte ratlos machen – Dr. Matthias Riedl, 2019 Gräfe und Unzer Verlag GmbH, München
- **Das Anti Krebs Buch** – David Servan-Schreiber, 14. Auflage, Taschenbuchausgabe der aktualisierten Neuausgabe Juni 2012, Wilhelm Goldmann Verlag, München
- Krishnan, Aruna V. et al. „The role of vitamin D in cancer prevention and treatment" Endocrinology and metabolism clinics of North America vol. 39,2 (2010): 401–18

- Kotecha R, et al. Dietary phytochemicals and cancer chemoprevention: a review of the clinical evidence. Oncotarget. 2016 Aug 9; 7(32): 52517–52529
- Robert Thomas, et al. Phytochemicals in cancer prevention and management? Review Article. British Journal of Medical Practitioners, June 2015, Volume 8, Number 2.
- World Cancer Research Fund/American Institute for Cancer Research. Food, Nutrition and the Prevention of Cancer: A Global Perspective. AIRC: Washington; 2007.
- Unlu A, et al. Curcumin (Turmeric) and cancer. J BUON. 2016 Sept–Oct; 21(5): 1050–1060
- Abdull Razis AF, et al. Cruciferous vegetables: dietary phytochemicals for cancer prevention. Asian Pac J Cancer Prev. 2013; 14(3): 1565–70
- Bayat Mokhtari R., et al. The role of Sulforaphane in cancer chemoprevention and health benefits: a mini-review. J Cell Commun Signal. 2018 Mar; 12(1): 91–101
- Thomas R., et al. A double-blind, placebo-controlled randomised trial evaluating the effect of a polyphenol-rich whole food supplement on PSA progression in men with prostate cancer--the U.K. NCRN Pomi-T study. Prostate Cancer Prostatic Dis. 2014 Jun;17(2):180-6.
- https://www.onkopedia.com/de/onkopedia/guidelines/granatapfel-punica-granatum/@@guideline/html/index.html
- **The China Study** von T. Colin Campbell, emeritierter Professor für Biochemie an der Cornell University, und seinem Sohn Thomas M. Campbell aus dem Jahre 2004. Ins Deutsche übersetzt erschienen unter den Titeln Die „China Study" und ihre verblüffenden Konsequenzen für die Lebensführung (2010) und China Study – Die wissenschaftliche Begründung für eine vegane Ernährungsweise (2011).
- **Forks over Knives** – Gabel statt Skalpell: Dokumentation aus 2011
- Bouvard, Véronique et al., Carcinogenicity of consumption of red and processed meat. The Lancet Oncology, Volume 16, Issue 16, 1599 – 1600

Abschnitt III:

- **Die Ayurveda-Ernährung:** Heilkunst und Lebensenergie mit wohltuenden Rezepten zur Gesundheitsstärkung – Kerstin Rosenberg, Südwest Verlag 2013
- **Ayurveda heilt:** Ernährung als Medizin – Kerstin Rosenberg, Tanuja Nasari, Südwest Verlag 2015
- **Das Kochbuch des Ayurveda:** Selbstheilung durch die ayurvedische Küche – Usha Lad und Dr. Vasant Lad, Narayana Verlag 2016
- **Ayurveda:** Kochen für die Sinne – Janesh Vaidya, Christian Verlag 2014
- **Entschlacken und Entgiften mit Ayurveda:** Körper, Geist und Seele klären – Nicky Sitaram Sabnis, Knaur 2009
- **Die köstliche Küche des Ayurveda:** Essen mit Leib und Seele – Dr. med. Ernst Schrott, Cynthia Nina Bolen, Goldmann 2004

- **Das Lächeln der Radieschen:** Zen in der Kunst des Kochens – Edward Espe Brown, Deutscher Taschenbuch Verlag, 3. Auflage 2007
- **No Recipe:** Cooking as spiritual practice – Edward Espe Brown, Sounds True 2018
- **Kochen wie ein Buddha:** Das Achtsamkeits-Kochbuch mit Übungen, Geschichten und vegetarischen und veganen Rezepten – Susanne Seethaler, VERLAG
- **Immer schon vegan:** Traditionelle Rezepte aus aller Welt – Katharina Seiser, Brandstätter, 3. Auflage 2016
- **Österreich vegetarisch** – Katharina Seiser, Meinrad Neunkircher, Brandstätter, 4. Auflage 2014

Buchtipp

Yoga – Zurück ins Leben: Wie Yoga bei Krebs helfen kann. Von Claudia Mainau, erschienen bei Springer

Dr. med. Claudia Mainau
Yogamed Ayurveda
1030 Wien, Gerlgasse 1/8
7572 Deutsch Kaltenbrunn, Am Oberberg 8
www.yogamed.at

Bildnachweise

Fotografie Robert Brünner: Cover, Seite 17
Rosenberg Gesellschaft für ganzheitliche
Gesundheit & Bildung GmbH: Seite 40

Getty Images:
S. 8 swissmediavision, S. 11 FredFroese,
S. 19 dima_sidelnikov, S. 21 cometary, S. 23 SolStock,
S. 25 OksanaKiian, S. 26 BruceBlock, S. 27 DronG,
S. 28 nitrub, S. 29 Seva_blsv, S. 30 HandmadePictures,
S. 31 AlexRaths, S. 35 Thomas Demarczyk,
S. 57 stockfour, S. 61 jacoblund, S. 67 letterberry,
S. 71 Foxys_forest_manufacture, S. 74 bhofack2,
S. 79 vaaseenaa, S. 82 Eleonora Tuveri, S. 87 iko636,
S. 95 Lilechka75, S. 96 Magrig, S. 101 MariaRaz,
S. 104 wilpunt, S. 109 losinstantes, S. 117 SUSANSAM,
S. 121 egal, S. 123 a_namenko

Adobestock:
S. 37 Peter Hermes Furian, S. 39 Yana Alisovna,
S. 48, 50, 52 shopplaywood, S. 54 kristina rütten,
S. 64 Lilly, S. 88 noirchocolate, S. 113 fascinadora

Hinweis

Die Autorin hat für die Inhalte dieses Buches nach bestem Wissen und Gewissen recherchiert und stellt mit den angebotenen Informationen keinen Anspruch auf Vollständigkeit. Weder sie noch der Verlag können Haftung in Bezug auf die Inhalte übernehmen.

Liebe Leserin, lieber Leser,

hat Ihnen dieses Buch gefallen? Dann freuen wir uns über Ihre Weiterempfehlung! Erzählen Sie in Ihrem Freundeskreis davon, in Ihrer Buchhandlung, oder bewerten Sie es online.

Wollen Sie weitere Informationen zum Thema? Möchten Sie mit der Autorin in Kontakt treten?

Wir freuen uns auf Austausch und Anregung unter
leserstimme@styriabooks.at

Inspiration, Geschenkideen und gute Geschichten finden Sie auf
www.styriabooks.at

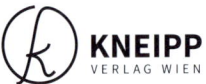
KNEIPP
VERLAG WIEN

© 2020 by Kneipp Verlag Wien
in der Verlagsgruppe Styria GmbH & Co KG
Wien – Graz
Alle Rechte vorbehalten.
ISBN 978-3-7088-0778-2

Covergestaltung: Emanuel Mauthe
Layout und Buchgestaltung: Caroline Plank-Bachselten

Druck und Bindung: GRASPO
Printed in the EU
7 6 5 4 3 2 1